ÉTUDES NOUVELLES

SUR

LE MODE D'ACTION DES EAUX MINÉRALES

ET NOTAMMENT SUR LES EAUX

DE

BAGNÈRES DE LUCHON

Propriété littéraire réservée.

ÉTUDES NOUVELLES

SUR

LE MODE D'ACTION DES EAUX MINÉRALES

ET NOTAMMENT DES EAUX

DE

BAGNÈRES DE LUCHON

Avec observations de guérison

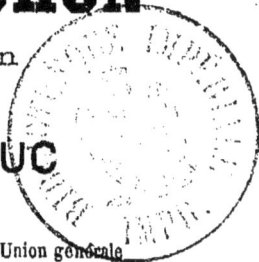

PAR

Le Dr COMMANDEUR DE BRUC

COMTE DE BUSIGNANO

Lauréat des Facultés de Gênes et de Modène, ex-président de l'Union générale
des Médecins italiens, pour la fondation de l'Académie royale de Médecine
en Italie; Membre honoraire des Académies royales de Médecine
de Palerme, de Rome et de Messine ; de l'Association médicale italienne, et de
l'Académie Bandièra de Palerme, etc.

Chevalier et Officier de l'ordre royal des SS. Maurice et Lazare,
de l'ordre royal de la Couronne d'Italie, Chevalier, Officier, Commandeur et Grand-Officier
de l'ordre équestre de San-Marino, Grand'Croix de l'ordre américain de San-Juan,
commandeur de l'ordre Niskian Iftikar, etc., etc.

Auteur du *Formulaire médical des Familles*, du *Formulaire médical
italien*, du *Formulaire médical américain*, — du *Traité de
l'électro-galvanisme appliqué à la médecine*, —
du *Traité pratique des maladies des organes générateurs de l'homme et de la femme*,
— du *Traité de la guérison certaine des ulcères-variqueux des jambes*, —
d'*Études nouvelles sur la vision*, — d'une brochure sur la *Guérison
de la cataracte par la méthode galvano-chimique et sa
dissolution spontanée sans opération*, —
d'*Études sur la guérison de l'épilepsie*, — de *Considérations sur la
phthisie pulmonaire scrofuleuse et sa guérison*,
etc., etc.

A PARIS

CHEZ A. DELAHAYE,

PLACE DE L'ÉCOLE DE MÉDECINE.

1870

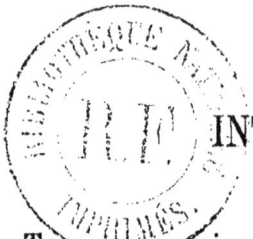

INTRODUCTION.

Tous ceux qui ont écrit sur les eaux minérales de Luchon, ont fait assez longuement la description des lieux, ont donné des analyses assez développées des différentes sources qui s'y trouvent, pour que je ne veuille pas revenir sur les travaux importants de mes devanciers; n'ayant d'ailleurs que quelques jours à consacrer à la rédaction de cet opuscule, je n'ai pas voulu perdre mon temps à refaire des analyses qualitatives et quantitatives que tout le monde a faites, refaites et ressassées à satiété, sans en compter plusieurs données comme nouvelles et qui n'ont été que copiées sur celles de nos principaux chimistes (MM. Anglada Boulay, Henry, Mialhe, Filhol, etc...), et qui pour moi sont sans nouvel intérêt aujourd'hui, la science étant suffisamment fixée à cet égard. Il importe peu, en effet, au thérapeutiste qu'il y ait quelques centigrammes de sulfure de sodium, en plus ou en moins, dans telle ou telle source; importe-t-il plus au malade, qui ne vient pas là pour discuter et comparer des analyses, mais pour y chercher sa guérison, que ce soit du mono-sulfure de sodium, ou du sulfhydrate de sulfure de sodium, qui soit la base de sulfuration des eaux de Luchon?

J'ai voulu dans cet opuscule développer sommairement la théorie à laquelle je dois les succès que j'obtiens chaque jour, et depuis fort longtemps, dans le traitement des maladies chroniques, et qui m'a toujours guidé dans les diverses médications que j'ai prescrites concurremment avec les eaux minérales.

Ayant pratiqué fort longtemps à Naples, où il se trouve un grand nombre de sources sulfureuses et salines, cette théorie n'est plus à l'état d'essai; elle a aujourd'hui la sanction d'une expérimentation pratique de plus de dix ans.

Mes lecteurs me pardonneront, je l'espère, d'être entré dans des détails scientifiques un peu abstraits; mais quand on émet des principes qui ne sont pas ceux admis, des principes qui s'éloignent de l'empirisme habituel, on doit s'attendre à rencontrer de la part des gens de la routine, ou de ceux dont ces nouveaux principes peuvent froisser les opinions, une opposition systématique; c'est pour cela que j'ai voulu appuyer mes assertions de preuves chimiques incontestables.

Les esprits éclairés et de bonne foi ont parfaitement reconnu que ce ne sont pas les seuls agents minéralisateurs qui ont de l'action dans les eaux; mais ils n'ont jamais expliqué, d'une manière positive, par quel autre agent elles pouvaient opérer des guérisons. Voici, entre autres, comment le Docteur Herpin s'exprime à

cet égard (*Etudes sur les eaux minérales,* page 178) :
« Ce n'est donc pas uniquement au principe minéralisa-
» teur contenu dans les eaux qu'il faut attribuer leurs
» effets curatifs; la chimie interrogée a dit tout ce
» qu'elle pouvait; mais elle ne nous a pas donné les ex-
» plications que l'on attendait sur la cause des effets
» si remarquables produits par les eaux minérales
» même les plus faibles! »

Ce sont quelques-unes de ces explications que je
viens donner ici. Il me semble que la chimie était loin
d'avoir tout dit; car il y a des sources qui ne contiennent en dissolution aucun sel minéralisateur, ni plus
ni moins parfois que les eaux potables habituelles,
entre autres les diverses sources de Wildbad, et qui
ont cependant une action curative très puissante.

Voici ce qu'en dit *James* dans son *Guide aux Eaux
minérales*, à l'article consacré aux sources de Wildbad :

« L'eau des diverses sources est claire, limpide,
» sans odeur ni saveur, *sa minéralisation est nulle.*
» . . . . A la première impression du bain,
» qui est délicieuse, succèdent des sensations plus
» franches, plus nettes, plus vives; on se sent quelque
» peu excité; des étincelles lumineuses scintillent par-
» fois devant le regard; il semble qu'un sang plus
» subtil afflue vers le cerveau.

» Ces eaux sont fréquentées par les paraplégiques,

» par ceux atteints de maladies de la moelle épinière.
» Interrogez les malades, la plupart ont obtenu un
» mieux sensible ou sont en voie de guérison, etc. »

Voilà qui est formel !

Sans doute pour développer ma théorie dans toutes ses ramifications et dans tous ses détails, il faudrait des volumes: mais si, d'une part, le temps me manque, d'autre part je n'écris cet opuscule que pour le public, pour les malades, et je n'ai voulu dire que ce qui était indispensable pour l'explication de l'idée principale qu'il contient.

Être utile, ne fût-ce qu'à quelques-uns, tel est mon but! heureux, en outre, si j'ai pu jeter quelque lumière sur une question dont la solution était pressentie par le plus grand nombre de ceux qui ont écrit sur la matière, mais qui n'avait jamais été résolue d'une manière satisfaisante.

Toulouse, le 1er septembre 1870.

Dr C. De BRUC.

I

LUCHON.

Ses Avantages comme Station thermale.

Ayant exercé la médecine pendant longtemps à Naples, la ville la plus riche du monde en sources sulfureuses, alumineuses, salées, nitreuses et bitumeuses; ayant possédé et possédant encore un vaste établissement hydrothérapique à Venise, où l'on pratique les traitements avec les eaux de sources très froides et les eaux de mer, j'ai pu apprécier et suivre dans leurs effets curatifs les diverses médications par les eaux thermales, les bains, les douches, étuves, etc., etc.

Venant habiter la France, j'ai voulu me rendre compte de l'importance des diverses stations d'eaux sulfureuses fréquentées chaque année par les étrangers, et je n'ai pas tardé à reconnaître que Bagnères de Luchon était, sous beaucoup de rapports, la station à préférer par un grand nombre de malades.

Il ne suffit pas de parfaitement connaître la vertu intrinsèque des eaux d'une localité, pour engager un malade à s'y rendre, mais il faut encore apprécier l'état de salubrité des pays et des milieux dans lesquels les malades devront vivre. Les personnes qui voyagent, qui se rendent aux Eaux, appartiennent pour la plupart à cette classe de la société où la culture de l'esprit, l'habitude du bien-être et du confortable créent en quelque sorte une seconde nature souvent plus impressionnable que la première; pourrait-on croire que le choix du site soit indifférent à ces personnes?

Le changement d'air, les distractions du voyage ne sont pas toujours à dédaigner pour les malades qui habitent constamment les villes, où l'air est toujours plus ou moins vicié ; il est hors de doute qu'ils se trouveront mieux d'habiter des plateaux élevés sous un ciel tempéré, que des vallées basses sur un sol humide et malsain ; et ce qui m'a frappé dans beaucoup de Thermes des Pyrénées, c'est l'aspect des habitants de ces pays, qui sont tous plus ou moins goîtreux, scrofuleux ou rachitiques. Si l'eau des sources médicamenteuses de ces localités a des propriétés médicales pour certaines maladies, il est évident que les sources d'eau servant à l'alimentation, sont d'une nature nuisible à la santé, puisque beaucoup de ceux qui y naissent et qui y vivent, sont ou difformes ou estropiés, faibles et mal portants. J'y ai vu des enfants qui en naissant ont déjà des cous énormes ; et si l'on va là pour y reprendre des forces et y chercher la santé, il n'est pas agréable d'en revenir avec le germe d'un goître qui ne fera que croître et non embellir.

Il est donc important pour les malades de choisir pour leur station d'été un site salubre en tous points.

A Bagnères de Luchon l'air y est vif, pur, très oxygéné, et même, on peut le dire, fortement ozonisé ; les eaux potables y sont saines ; aussi la population y est-elle robuste, forte, d'un beau sang, et le goître et le rachitisme n'y sont pas endémiques, comme dans beaucoup d'autres localités des Pyrénées.

Mais, m'objectera-t-on, les eaux de chaque station ont des propriétés différentes les unes des autres ? Cette objection est puissante, elle est vraie pour Bagnères de Luchon et Bagnères de Bigorre ; mais pour les thermes vraiment sulfureux, elle n'a pas autant d'importance qu'on pourrait le croire. En effet, j'ouvre un livre des analyses chimiques des sources d'eaux minérales, et j'y vois ;

Eaux-Bonnes (Basses-Pyrénées). — *Source sulfureuse chaude,* température, 32 c.; *base minérale,* SULFURE DE SODIUM, 0 gr. 016 par litre.

Eaux Chaudes (Basses-Pyrénées). — *Température, de 11 à* 36 c.; *base minérale,* SULFURE DE SODIUM , 0,004 à 0,009.

Cauterets (Hautes-Pyrénées). — *Sources sulfureuses chaudes,* température, 30 c. à 55 c.; *base minérale,* SULFURE DE SODIUM, de 0,0055 jusqu'à 0,0308.

Saint-Sauveur (Hautes-Pyrénées). — *Sources sulfureuses chaudes,* température, 34 c.; *base minérale,* SULFURE DE SODIUM, 0,0217.

Barèges (Hautes-Pyrénées). — *Sources sulfureuses chaudes,* température, 30 c. à 45 c.; *base minérale,* SULFURE DE SODIUM, 0,022 à 0,040.

BAGNÈRES DE LUCHON (Haute-Garonne). — *Sources sulfureuses chaudes,* température, 28 c. à 60 ; *base minérale,* SULFURE DE SODIUM, de 0,0053 à 0,0895.

On voit par ce tableau, que c'est toujours le *sulfure de sodium* qui est la base médicamenteuse de ces eaux ; et comme à Bagnères de Luchon la température des sources varie de 28 c. à 60, la force sulfureuse des eaux de 0,0053 à 0,0895, on peut donc employer utilement ces diverses sources pour le traitement des maladies qui demandent des sulfureux.

C'est au médecin expérimenté et habile qu'il appartient d'indiquer les sources, de prescrire les modes d'application , les mélanges, etc., de manière à ramener ces eaux à la force et au type exigé pour les diathèses à combattre et les maladies à guérir, et surtout de prescrire la médication adjuvante qui doit compléter le traitement pour amener la guérison.

II

Comment agissent les eaux minérales.

La plupart des auteurs se bornent à dire que les eaux minérales ont une action complexe, dont l'effet principal est un *remontement général* de l'organisme. D'autres disent tout simplement que ces eaux agissent en déterminant une excitation plus ou moins forte, qui a pour effet immédiat de réveiller la vitalité des tissus et de produire une tonification générale. Ces définitions sont banales et ne disent rien.

Les eaux minérales agissent d'abord en vertu des principes médicamenteux qu'elles contiennent; mais c'est là, peut-être, leur action la plus faible. Leur plus grande puissance tient à ce que ce même principe leur donne une action électro-dynamique; et cela se prouve par des expériences qui ne laissent aucun doute, au moins pour ceux qui connaissent les manifestations électriques. En effet, qu'on place un petit appareil électro-dynamique sous un galvanomètre très sensible; si on cherche à établir un courant en tenant un des électrodes dans la main droite et en mettant l'autre dans l'eau où se trouve plongée la main de l'expérimentateur, on peut observer que lorsque *l'eau est pure et distillée*, l'aiguille du galvanomètre reste immobile; mais si, au contraire, l'eau contient en dissolution quelque sel, l'aiguille dévie et démontre la force du courant galvanique qui s'établit. Si ensuite on emploie pour l'expérience une eau minérale, sulfureuse, par exemple, l'aiguille présentera une déviation plus forte, ce qui prouve le passage d'un courant plus puissant. J'ai répété ces expériences sur presque toutes les eaux minérales d'Europe, et le même effet, à des degrés d'intensité différents, a toujours été constant.

Les eaux minérales ne contiennent aucune électricité libre.
Les eaux courantes de rivières ou de lacs sont électrisées positivement; tandis que les eaux minérales, froides ou chaudes, quand elles proviennent d'une source profonde, le sont
négativement. Cela est leur caractère particulier; il n'existe
pas d'exception à cette règle; c'est un point capital à noter.

Cette propriété d'être négative doit être attribuée à l'absence
d'oxygène. L'oxygène se combine avec les substances minérales
qui se trouvent dans l'eau; elles jouent le rôle de base relati-
vement aux corps électrisés positivement, et particulièrement
avec les eaux qui contiennent de l'air en dissolution; exemple:
si on met de l'eau minérale dans un vase poreux, lequel est
plongé dans de l'eau ordinaire contenue dans un second vase
non poreux et concentrique au premier, on obtient une pile,
et le galvanomètre révèle immédiatement le passage d'un courant.

Les médecins qui prescrivent les révulsifs, les douches, l'hydrothérapie, savent-ils bien tous par quels effets ces divers
agents agissent favorablement ou défavorablement sur l'organisme? S'ils ne peuvent expliquer ces effets d'une manière
catégorique, ils ne font que de la médecine empirique. Il en
est bien un peu de même pour les eaux minérales. Quant à
moi, je n'ai jamais prescrit une médication, quelle qu'elle soit,
interne ou externe, en douches, bains, boissons, frictions ou
aspirations, etc., sans en avoir compris complètement le
mode d'action.

Si ce sujet ne s'éloignait pas de la question qui nous occupe
en ce moment, nous expliquerions une foule de faits jusqu'ici
méconnus; nous expliquerions comment agissent la plupart
des médicaments sur l'organisme, comme, par exemple, pourquoi l'opium fait dormir, et pourquoi le café empêche le
sommeil, etc.

III

Le fluide nerveux est analogue au fluide électrique.

Les eaux minérales agissent, comme nous l'avons dit, sur l'organisme, parce qu'elles sont douées d'une action électro-dynamique, action qui se modifie et change selon les substances minéralisatrices qu'elles contiennent, et leur quantité.

Pour comprendre cette action, il faut savoir qu'un fluide particulier qui est en nous, et qu'on appelle vulgairement le fluide nerveux, est analogue au fluide électrique, et que le corps humain n'est qu'un vaste appareil électro-galvanique. Je sais qu'on n'admettra pas cette assertion sans preuves évidentes. Nous pensons pouvoir en donner sommairement de tout-à-fait concluantes. Ce fluide nerveux, vital ou électrique, peu importe comment on l'appelle, se transmet des centres à nos organes et y maintient la vie, comme ferait une batterie galvanique qui fonctionne normalement. Lorsqu'il existe en quantité convénable et que sa répartition a lieu régulièrement dans chaque tissu, il y porte le calme, le bien-être, la force, c'est-à-dire la santé dans toute l'acception du mot. S'il prédomine dans un organe aux dépens d'un autre, qu'il y ait excès ou défaut, il se manifeste immédiatement des désordres dans l'économie, c'est la maladie qui survient ; lorsqu'il n'existe plus en quantité suffisante, comme dans le choléra, dans les maladies à types putrides, typhoïdes ou adynamiques, la vitalité s'éteint à mesure que son excitant naturel disparaît.

Les fonctions organiques n'ont lieu que lorsque les organes, par le moyen des nerfs, sont mis en communication avec le cerveau et les centres nerveux qui sont composés de deux cellules distinctes, substance blanche et substance grise, qui forment une vraie pile voltaïque.

Un parenchyme central, un parenchyme périphérique réunis entre eux, et tous les deux alimentés par le sang artériel, sont nécessaires à la vie. Il en résulte que la perte du sang produit la mort, et qu'un sang vicié, impur, celui, par exemple, qui contiendrait de l'acide carbonique, est insuffisant pour maintenir la vie. De plus, la destruction du parenchyme central, par suite d'une blessure au cerveau, ou du parenchyme périphérique, comme lorsque le corps est broyé, arrête instantanément la manifestation des fonctions de la vie animale ; enfin, la séparation des parties centrale et périphérique, comme dans la section ou rupture de la moelle épinière, est suivie des mêmes résultats.

Ceci posé, étant d'une vérité incontestable, j'ai dû chercher quelque appareil physique en harmonie complète avec les conditions requises pour le maintien de la vie organique ; soit un appareil central alimenté par un fluide particulier analogue au sang, un appareil périphérique placé dans les mêmes conditions et réunis tous les deux, de manière à former un tout unique, constitue l'appareil désiré que nous rencontrons dans une double batterie galvanique.

Maintenant, si nous enlevons à l'appareil le fluide qui le met en action, comme si on enlève le sang du corps humain, ou si on y substitue un autre fluide, l'appareil ne fonctionne plus, sa vie s'éteint.

Si nous mélangeons à ce fluide des éléments hétérogènes, l'appareil ne fonctionne plus que faiblement ; il est dans un état qu'on pourrait dire d'affaiblissement maladif.

Si nous brisons les fils conducteurs qui mettent ses diverses parties en communication entre elles, tous les phénomènes galvaniques cessent, la batterie est détruite, sa vitalité est complètement abolie.

Toutefois, comme la forme ordinaire d'une batterie voltaïque ne donne pas une idée exacte du mécanisme du corps humain, nous devons entrer dans quelques détails, pour convaincre nos lecteurs les moins versés dans la science électrothérapeutique, de la vérité et de l'exactitude de ce que nous avançons.

IV

Les fonctions vitales ne sont que des manifestations voltaïques.

Un être humain ne contient ni plaques, ni fils métalliques, mais se compose uniquement de tissus et de fluides, avec un appareil de connexion.

Liebig a fait déjà connaître, bien avant nous, qu'on pouvait construire une pile composée de disques de carton humectés de sang humain, de substance musculaire et de substance cérébrale. Cet appareil provoque une forte déviation de l'aiguille du galvanomètre, indiquant un courant électrique dans la direction du sang aux muscles. Effectivement, nous avons dans les muscles une substance azotée qui est *acide;* dans le sang, une substance azotée qui est *alcaline;* et les parties connectives, soit les fibres nerveuses, qui sont *neutres.* On peut imiter cette combinaison en se servant, d'une part, d'une solution de ferro-cyanure de potasse, qui est composée de fer, d'azote, de carbone et de potasse, avec une petite quantité d'alcali; d'autre part, d'une solution de ferro-cyanure rouge, en les réunissant avec une solution de chlorure de sodium.

Maintenant, si on examine quelles sont les conditions nécessaires pour former une batterie galvanique, on trouve qu'il

faut d'abord, pour le pôle positif, un corps soit solide, soit
fluide ou gazeux, qui ait de l'affinité pour l'oxygène : — le
ferro-cyanure de potasse et le *sang* sont des composés de cette
nature. Le pôle négatif exige pour son côté une substance fortement oxygénée et qui se sépare facilement de l'hydrogène :
le *ferro-cyanure rouge* remplit cette condition; les *globules
rouges du sang* et la *partie musculaire* la remplissent également. Ces deux substances doivent être mises en rapport entre
elles; dans les circuits électriques naturels, elles le sont par
les nerfs; dans le circuit artificiel que nous proposons comme
exemple, elles le sont par le chlorure de sodium.

Ces études, quelques intéressantes qu'elles soient pour celui
qui s'occupe d'électro-galvanisme, sont trop abstraites pour que
nous les poursuivions trop longuement dans cet opuscule. Toutefois, pour convaincre de plus en plus nos lecteurs, nous leur de-
mandons la permission de dire ce qui est indispensable pour
terminer notre démonstration.

Placez une aiguille dans le tissu cellulaire sous-cutané d'un
animal; placez-en une autre dans un de ses muscles, et mettez
les deux aiguilles en rapport avec la galvanomètre. Laissez
l'animal en repos quelques instants : l'aiguille du galvanomètre
n'indique le passage d'aucun courant. Irritez l'animal, et
aussitôt le galvanomètre indique la passage d'un circuit électro-
voltaïque. Dans cette expérience, qui indique le mécanisme de
la force employée pour mettre les muscles en action, la substance musculaire forme un des pôles, l'autre est constitué par
le tissu cutané; le fluide séreux qui sert à lubrifier les organes,
remplit le rôle d'électrolyte. Le tout forme une batterie
voltaïque qu'on peut appeler *batterie périphérique*.

Deux séries de connexions se rencontrent dans la *batterie périphérique* du corps humain : la première se compose
des nerfs qui vont aux muscles; la seconde de ceux qui se dis-

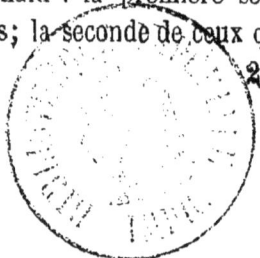

tribuent dans le tissu cutané. Les fibres nerveuses se composent de tubes très fins, remplis d'un fluide particulier et re-
couverts d'un corps gras d'une nature spéciale. Il y a dans cette
organisation toutes les conditions requises pour l'*isolement*.
Cette structure, en tant qu'il s'agit de propriété électrique, est
analogue à un tube de verre contenant un liquide.

Si on suit les nerfs dans leur trajet, on voit que ceux-ci se
prolongent dans le cerveau et se terminent dans la matière
grise, où ils entrent de nouveau en contact avec une grande
quantité de vaisseaux sanguins.

Mais comme les deux séries de nerfs ne sont pas immédiatement en rapport avec le cerveau, il s'ensuit, d'après les lois de
l'action voltaïque, qu'il existe là une seconde batterie à laquelle
nous donnerons le nom de *batterie centrale*.

Il faut, pour le maintien de la vie animale et de la santé
parfaite, que les batteries centrales et périphériques soient
dans un état d'intégrité parfaite. Elles ont besoin toutes les
ceux de recevoir leur fluide normal excitateur, *le sang*, sans
quoi le circuit s'éteint instantanément. Si le sang est altéré, le
circuit a moins de force; l'état maladif apparaît.

Voyons donc maintenant par quels moyens la vie peut être
abolie. La mort survient quand le sang est en quantité insuffi-
sante dans l'organisme; il ne peut alors maintenir convenablement les actes vitaux, ce qui est analogue à ce qui a lieu quand
une pile galvanique est incomplètement chargée. La mort peut
également survenir quand la qualité du sang est altérée, soit
parce que les poumons ne fonctionnement plus normalement,
soit parce qu'il a été vicié par quelque virus, miasme ou poison.
Il en est de même si l'on jette dans le liquide d'une batterie
galvanique un corps qui en altère la composition chimique. La
destruction du parenchyme peut encore être cause de mort,
comme on l'observe lorsque les batteries centrale ou périphériques sont brisées; il en est de même si l'on brise une des

pièces d'une batterie voltaïque. Si la substance connective est divisée, ou rompue, comme cela a lieu dans la section de la moelle épinière, ainsi que nous l'avons déjà dit, la mort est immédiate ; il en est de même lorsqu'on vient à rompre un des fils d'une batterie galvanique : elle cesse instantanément de fonctionner.

Enfin, il existe d'autres cas de mort qui ne sont pas compris dans ceux qui précèdent, comme, par exemple, la mort par épuisement ou colapsus, qui est analogue à une batterie dont la force est usée ; la mort par coma, dans laquelle les fonctions de la vie animale s'éteignent l'une après l'autre, résultat qu'on peut obtenir par la pile quand une cause quelconque interrompt par fractions la continuité de son action.

Le sang est donc évidemment le liquide qui maintient les batteries centrales et périphériques continuellement en action. Dans une batterie voltaïque, le liquide excitateur s'use, on doit le renouveler ; le sang, au contraire, se renouvelle sans cesse dans l'organisme par la respiration et la nutrition. Il est donc de la plus haute importance de respirer un air pur et de suivre une hygiène alimentaire convenable. Le sang et l'air atmosphérique entrent en contact dans les plus petites ramifications des bronches et s'y modifient l'un et l'autre. Cette action réciproque est d'une telle importance, que sa suspension même momentanée suffirait pour compromettre la vie et même pour la détruire complètement ; et cependant tout se résume en un phénomène purement physique, un simple échange de gaz ; le sang veineux cède à l'atmosphère l'acide carbonique dont il est saturé, et lui prend en échange l'oxygène dont il s'est dépouillé, dans les diverses combustions qu'il a subi en traversant les capillaires ; il devient alors sang artériel, et il a acquis toutes les qualités qui en font le véritable liquide excitateur qui alimente les batteries centrales et périphériques qui maintiennent la vie.

V

Comment survient la maladie.

Ceci compris, on peut se rendre compte facilement ce qui cause les maladies; de ce qu'il faut faire pour les guérir, et revenant à notre sujet, comment agissent les eaux minérales.

J'entrerai encore à cet égard dans quelques explications sommaires.

Une personne a été soumise à une suite d'émotions pénibles ou terribles même. Le cœur, qui chez elle battait à l'état normal 66 fois à la minute, je suppose, a effectué sous l'empire de ces émotions 90 et 100 pulsations dans le même laps de temps. Dès-lors, le sang ne séjournant aussi longtemps dans l'appareil pulmonaire est moins oxygéné; ce liquide vivificateur n'étant plus à l'état normal, les batteries centrales et périphériques fonctionnent avec moins de force, le malaise et la maladie apparaissent.

Une jeune fille, soit par une cause hygiénique quelconque, soit par un appauvrissement du sang qu'elle tient de sa naissance, est chlorotique, c'est-à-dire que son sang est pauvre de globules rouges; chez elle, la vitalité languit, parce que les batteries centrales et périphériques fonctionnent mal, attendu que le liquide vivificateur qui les met en action est trop faible pour produire un circuit normal capable d'entretenir les actes vitaux; la nutrition languit et n'est plus suffisante pour maintenir la vie cellulaire et la vie électrique.

Qu'un homme fasse des excès de nutrition et de boissons, et bientôt il ressent des douleurs aux articulations, ou d'autres symptômes inflammatoires ou sub-inflammatoires: c'est toujours la même cause. Les principes trop azotés de l'alimentation et l'abus des alcooliques, déposent dans l'organisme des sels en excès ; le sang n'étant plus à l'état normal, les batteries centrales et périphériques sont altérées. La force vitale produit des crises pour rejeter par les émonctoires naturels ces matières hétérogènes ; c'est ainsi que l'on voit les urines déposer des sédiments, des dépôts se faire dans les articulations, des sueurs critiques se produire, ou la peau se couvrir de pustules. Les batteries centrales et périphériques qui alors, on peut s'exprimer ainsi, sont trop chargées, fonctionnent avec trop de vigueur, ont des irrégularités ; de là, la fièvre et tous ces ébranlements qu'on observe dans les maladies aiguës. Un effet semblable se produit lorsque chargeant des batteries électro-galvaniques, vous forcez la dose d'acide, ou vous mettez une dose trop forte de sels : il se produit une fermentation, des bouillonnements, le circuit est violent, agité, on pourrait dire : la *batterie a la fièvre.*

Un sujet a une fièvre intense ; si au lieu de ramener chimiquement les batteries centrales et périphériques de son organisme à leur état normal, vous saignez le malade à outrance, il survient chez ce sujet les mêmes phénomènes que dans une batterie dont vous épuisez le liquide vivificateur. Si vous ne vous hâtez de restaurer ce liquide, la vie de la batterie ou la vie dans l'organisme vont s'éteindre ou languir jusqu'à la mort.

L'organisme a des émonctoires naturels à l'aide desquels il rejette au dehors le résidu des matériaux qui ont servi à la nutrition'et à l'entretien des batteries centrales et périphériques. Pour que la santé parfaite existe, il faut que rien ne vienne interrompre les fonctions normales de ces émonctoires, dont les effets principaux sont les *selles,* les *urines,* la *transpiration.*

Qu'un coup d'air glacial vienne interrompre une transpiration provenant d'une marche prolongée, lorsque tous les organes sont en mouvement ; que sous l'empire d'une nutrition mal ordonnée, une constipation opiniâtre survienne ; que par suite d'excès, de boissons alcooliques, il y ait une rétention d'urine ; les émonctoires naturels étant entravés dans leurs fonctions, l'organisme ne rejetant plus normalement au-dehors les matériaux qui ne sont pas assimilés pour l'entretien des batteries centrales et périphériques, ces batteries se trouvent altérées dans leur composition chimique ou trop chargées ; de là maladies inflammatoires, congestions, etc.

Rejetez dans le sang, par des boissons convenables, un liquide qui vient tempérer la charge des batteries, modifiez-en chimiquement la nature, et le double circuit voltaïque pouvant fonctionner régulièrement, la santé se rétablit.

Cependant, si l'usage de l'eau convient, quand les batteries sont trop chargées par suite de la suppression momentanée des émonctoires naturels, l'usage immodéré de ce liquide a surtout des inconvénients chez les sujets anémiques, affaiblis, épuisés. Cela se comprend. Jetez trop d'eau dans le liquide d'une batterie, vous la noyez immédiatement ; introduisez tout à coup trop d'eau dans l'organisme et par suite dans le sang, vous causez la mort. L'histoire nous apprend qu'Alexandre perdit plus de soldats par l'usage immodéré de l'eau froide, que par les combats et les batailles qu'il dut livrer ou soutenir.

Il faudrait des volumes pour développer toutes les preuves de ma théorie, et peut-être qu'un jour je publierai un travail complet sur cette importante matière. On comprendra que dans ce travail je ne puis que jeter un coup d'œil rapide sur quelques-uns des phénomènes vitaux, sans entrer dans des démonstrations complètes. Ce que nous avons dit suffira cependant, nous l'espérons, pour faire comprendre quelle influence le régime, l'exercice, le climat, l'hygiène et l'usage de certains médicaments, de certaines eaux minérales, ont sur l'organisme pour entretenir ses batteries voltaïques convenablement chargées, et par suite maintenir dans leur rhythme normal les fonctions vitales.

VI

Qu'est-ce que la vie ?

Toutes les forces ont leur origine dans des changements de matière, et ces changements se résolvent, en définitive, en une nouvelle attraction entre ses diverses molécules. Ce sont toujours des effets voltaïques qui président à ces changements et à ces attractions. Le mot : la *vie*, indique une suite de transformations qui résultent des fonctions combinées de l'assimilation, de la croissance, de la nutrition, des excrétions, de la réception des impressions et de leurs combinaisons, réunies à la production de la force, de la lumière, de la chaleur, du son, de la mémoire, de la pensée, de la raison, etc. On peut donc dire : l'électricité, c'est la vie ; l'absence de l'électricité, c'est la mort. En d'autres termes, la *vie* implique l'*action*. Tous les changements dont nous venons de parler constituent les phénomènes vitaux. Un temps d'arrêt dans cet action, dans ces changements, dans ces transformations, c'est la mort !

Je n'entends pas dire, pour cela, que tout dans l'homme soit mortel ; j'étudie ici des phénomènes voltaïques purement physiques, et je dis que la vie, l'intelligence, la pensée, la raison, le discernement, la vue, l'ouie, etc., etc., proviennent de l'organisation et cessent à la mort. Je laisse à des esprits plus éclairés, de porter leur regard plus haut et de définir cette *anima mundi* qui pénètre tous les corps, qui remplit tout l'espace, et que loin de vouloir nier je reconnais sans pouvoir l'expliquer.

Tous les phénomènes dont je viens de parler sont voltaïques, et je puis le prouver.

Deux conditions sont absolument nécessaires pour qu'ils se manifestent dans les organes des sens : *l'existence d'une super-ficie nerveuse*, et *l'afflux du sang artériel sur cette superficie*. La coexistence *universelle*, c'est-à-dire sans *exception*, du sang et des nerfs, constitue la base de l'électro-biologie ; aussi ver-rons-nous toujours que sans le nerf, le sang est inutile, et privé de sang, le nerf est inactif. Les deux sont donc indispen-sables pour la production des différents phénomènes de la vie animale, c'est-à-dire pour le jeu et l'entretien des batteries voltaïques périphérique et centrale, des batteries qui régissent tous les organes des sens et les courants d'induction dont nous parlerons ci-après, et qui sont les moteurs du mécanisme vital.

Ceci dit, peut-on former des appareils voltaïques qui fonc-tionnent à l'instar des sens, de la vue, de l'ouïe, de l'odorat, du toucher, du goût, etc. ? Oui, assurément.

VII

De la vue.

L'œil est sans contredit l'organe des sens le plus important. Deux conditions sont indispensables, comme toujours, pour la manifestation de ses phénomènes : la présence du sang artériel et l'intégrité de la rétine qui est une expansion du nerf opti-que ; effectivement, nous avons du sang artériel dans l'artère centrale de la rétine et dans le réseau vasculaire de la coroïde, dont les tronçons artériels fournissent à la rétine le sang dont elle a besoin pour accomplir ses fonctions voltaïques.

Le nerf et le sang étant présents, peut-on construire une batterie photo-voltaïque qui, pour imiter l'œil, soit sensible à la lumière ? Sans aucun doute, et j'en ai expérimenté un grand nombre. J'ai dit que le sang et le nerf réunis équivalent à une substance ayant de l'affinité pour l'oxygène qui serait mise en contact avec une solution fortement oxygénée.

Pour imiter ces conditions d'une manière irrécusable, c'est-à-dire chimique, j'ai placé l'une des solutions ci-dessous dans un vase de verre, dans lequel j'ai introduit également deux fils de platine dont l'un est couvert d'un corps opaque afin de l'immerger dans l'obscurité, tandis que l'autre est découvert, afin de pouvoir l'exposer librement à la lumière du soleil.

Quelques-unes des solutions dont je parle sont : un mélange de proto-sulfate de fer et de nitrate d'argent ;

Ou d'acide gallique et de nitrate d'argent ;

Ou encore d'acide oxalique et de chlorure d'or ;

Ou de ferro-cyanure de potasse et de tartrate de fer et de potasse.

L'appareil restant dans l'obscurité, l'aiguille du galvanomètre ne présente aucune déviation ; mais si on l'expose à une lumière intense, l'aiguille du galvanomètre dévie à l'instant, indiquant que la lumière a une influence sur l'appareil, et l'instrument indique l'intensité de la lumière qui a frappé notre œil artificiel.

Maintenant, il s'agit de savoir comme contre-épreuve s'il se produit un circuit photo-voltaïque là où la vision a lieu ; nous avons répété maintes fois l'expérience ci-après, et toujours avec un succès constant quand l'animal était assez calme pour permettre de juger des effets. Pour cela, on introduit une aiguille dans l'œil d'un animal, traversant la coroïde, et une autre dans un muscle voisin ; l'appareil étant dans l'obscurité, il n'y a pas d'effet produit ; mais si, subitement, on fait succéder une lumière vive, la déviation de l'aiguille du galvanomètre indique la présence d'un courant photo-voltaïque.

Il y aurait bien d'autres preuves à faire, sans compter celle fort intéressante qui consiste à démontrer comment l'œil apprécie les couleurs ; mais, je le répète, je ne puis me laisser entraîner aussi loin du but de cette publication.

VIII

De l'ouïe.

Pour le sens de l'ouïe, les sons sont recueillis par l'oreille externe, frappant la caisse du tympan et la faisant vibrer; de cette membrane elle se propage dans l'oreille interne; c'est dans cette partie que se distribuent le nerf acoustique et les vaisseaux sanguins, et où se trouve l'appareil auditif qui comprend le vestibule, le limaçon et les canaux semi-circulaires.

Au premier aspect, il paraît difficile de construire un circuit voltaïque sur lequel puissent agir les *vibrations du son*. Mais à la réflexion, quand on a sérieusement étudié les phénomènes électro-voltaïques, toute difficulté disparaît. En effet, nous pouvons construire et nous avons souvent construit une oreille artificielle en collant un morceau de parchemin sur un vase de verre, ayant la forme d'un entonnoir et qui est terminé par un siphon renversé. Quand le parchemin entre en action, s'il y a de l'eau dans le tube, elle se déplace, d'où il résulte qu'on pourrait établir ainsi un circuit et l'interrompre.

Ayant un vase conique, le côté le plus étroit devra être percé d'un petit trou recouvert d'une petite membrane très fine et parfaitement tendue. En dehors de ce cône on adaptera une lame extrêmement légère de platine qui appuiera au milieu de la petite membrane; une autre petite plaque de même métal viendra à l'aide d'un petit support presque en contact avec la première. Enfin, la première lame sera mise en communication avec un des pôles d'une pile, et la seconde avec l'autre pôle. Et comme il est bien connu que le son résulte de la condensation et de l'expansion alternative de l'air, quand un son se produira devant l'embouchure large du cône, il frappera et agira sur la petite membrane qui vibrera, qui sera poussée en avant, puis reviendra en arrière, obéissant toujours au son qui frappe l'air. Quand la petite membrane vient en avant, frappée par la vibration, elle établit le contact des deux plaquettes de platine, le courant s'établit ; mais la membrane revenant snr elle-même, le courant est interrompu, et ainsi de suite pour chaque son.

On comprend que chaque vibration de la membrane produit le passage et l'interruption du courant électrique, et d'autant plus vite ou plus lentement, selon que la membrane vibre plus ou moins promptement. Cette membrane remplit absolument le même rôle que celle de l'oreille, et le courant électrique, celui des nerfs qui portent au cerveau la sensation du son.

IX

De l'odorat.

Le sens de l'odorat suit la règle générale : sang et nerf. Le nerf olfactif se distribue dans les narines, et l'on remarque dans le même point un réseau très compliqué des capillaires destinés à fournir du sang artériel.

Il est très facile de construire un nez artificiel : il suffit de placer deux morceaux de fer dans un tube séparé par un diaphragme et mettre chacun de ces morceaux en contact avec de l'acide hydrochlorique très étendu. Si alors on fait arriver sur un des pôles des vapeurs ammoniacales, la polarité se manifeste, un courant voltaïque se produit, et l'aiguille du galvanomètre, en déviant, prouve que ce nez artificiel est impressionné. On peut opérer aussi avec le camphre, l'essence de térébenthine, l'hydrogène sulfuré, le bi-sulfure de carbone, etc., etc.

X

Circuits voltaïques d'induction.

Avant de terminer cette étude, nous devons dire pour ceux de nos lecteurs qui sont familiers avec quelques-unes des pratiques électro-voltaïques, qu'en outre des deux batteries centrales et périphériques, il existe dans l'organisme une foule de petites batteries qui n'entrent en fonctions qu'à un moment donné; celle qui préside à la vision n'entre en action que lorsque l'un ou l'autre des deux nerfs optique est impressionné; il en est de même pour l'audition, pour l'odorat et ainsi de suite pour tous les sens. Il en est encore ainsi pour la mémoire, le désir, l'esprit, l'intelligence, qui sont des phénomènes voltaïques. Il en existe beaucoup cependant qu'on ne s'expliquerait pas sans les circuits voltaïques d'induction. Expliquons ce que sont ces circuits : si deux fils de cuivre sont plongés dans la même solution, ils ne déterminent aucun courant; mais si deux fils sont placés sur le trajet d'un autre circuit voltaïque déjà formé, il se produit en eux un courant secondaire d'induction d'une très grande puissance. C'est ainsi que les diverses batteries de l'organisme et surtout les batteries centrales et périphériques produisent un nombre infini de courants d'induction qui concourent tous au même but, à l'accomplissement normal des actes vitaux.

XI

De la mémoire, du plaisir, de la douleur.

Nous avons dit : *le phénomène de la mémoire est un effet voltaïque.* Nous allons essayer de le prouver. — Quel est le but de la mémoire ? Un homme reçoit une impression ; elle ne doit pas être fugitive , car les impressions reçues doivent servir à régulariser les actes futurs ; il n'est pas difficile de produire par une construction voltaïque, une action qui influera sur les mouvements futurs, et manifestera ainsi les effets de la mémoire ; prenons deux fils de fer, plongeons-les dans une solution de cyanure d'argent et de potasse , et faisons-y passer un courant voltaïque ; aussitôt l'argent se portera sur celui des fils qui constitue le pôle négatif. Les deux fils seront ensuite et pour toujours en relation électrique diverse entr'eux ; l'un sera positif, l'autre négatif. C'est ainsi que se manifestent les effets de la mémoire.

La mémoire peut être appelée *passive,* si quelque chose empêche le passage de l'électricité, comme cela a lieu quand une batterie ordinaire est trop chargée de sulfate de zinc ; elle sera appelée *active,* comme dans l'expérience ci-dessus , toutes les fois qu'il se produit une *polarité permanente.*

Le plaisir et la douleur sont des phénomènes voltaïques.

Quand une impression agit sur l'une des batteries des sens, elle peut le faire à des degrés différents : si l'impression n'est pas trop forte, et si rien ne met obstacle au fonctionnement normal de la batterie, vous avez là l'idée du plaisir, un sens mis en fonctions, impressionné par une action douce et sans fatigue.

Si par contre l'action a lieu avec une certaine intensité, il y a fatigue ; le courant voltaïque ne suit plus son trajet normal, alors la douleur apparaît. Le passage du plaisir à la douleur est très subit. Une impression peut produire dans quelque partie du corps que ce soit une sensation agréable jusqu'à de certaines limites ; au-delà de ces limites , la douleur apparaît.

Ce que nous disons ici du plaisir et de la douleur, pourrait, sous une forme différente, être dit pour la santé et la maladie.

Une forte impression peut arrêter subitement l'action vol-

taïque, une action plus forte peut la détruire complètement ;
ce qui explique bien des maladies, des amauroses, des surdités,
des paralysies, etc., etc., la folie, la mort subite. Exemple : si on
met dans un verre plein de liquide un petit morceau de métal
comme pôle positif, si l'on fait passer à travers ce liquide un
très fort courant, le petit morceau de métal sera immédiatement dissous et le circuit ne pourra se compléter ; l'action
cessera. Si le courant, sans être fort, était cependant trop fort,
une partie seule du métal serait dissoute immédiatement. Ce
ne serait alors qu'une maladie intense. Ce que nous expliquons
là est vrai pour les pôles solides comme pour les pôles liquides,
ou le fluide ambiant. Dans un appareil qui doit être constamment restauré, comme le cerveau, par exemple, une forte impression affaiblit plus qu'elle ne restaure l'appareil, et cela suffit
pour arrêter l'action ou une partie de l'action : de là, la folie ;
de là, les troubles cérébraux. Mais si l'impression a exercé son
influence sur tous les nerfs du corps, et si elle a été d'une éner-
gie foudroyante, tous les ressorts de la vie sont brisés, toutes
les batteries voltaïques rompues : c'est la mort. On a vu aussi
de violentes émotions morales abolir instantanément la vitalité.

Cependant, si la réapparition des impressions passées entre
pour beaucoup dans les facultés de l'imagination, il faut reconnaître qu'il y a au-dessus des phénomènes voltaïques auxquels
notre corps est soumis, quelque chose d'immatériel, l'infini, la
présence divine, Dieu.

XII

De l'hydrothérapie.

Ainsi que nous l'avons déjà rapporté, plusieurs auteurs pré-
tendent que les eaux minérales agissent en opérant un *remontement général de l'organisme* (BORDEU). Un autre, en détermi-

nant une excitation générale (JAMES). Un troisième (CASTILLON), que la quantité d'eau minérale ou thermale que les médecins ordonnent en boissons, au dire d'un *savant* docteur, prétend-il, a pour principal effet le *nettoiement des viscères* (Sic)!

Ils en disent de même de l'hydrothérapie ; c'est toujours la même histoire du *remontement général*.

L'hydrothérapie, qu'on le sache, agit parce que ses réactions puissantes développent des effets voltaïques. La batterie périphérique est excitée, et parfois les deux batteries périphérique et centrale sont par ce moyen régularisées dans leurs rapports. Mais l'eau froide non médicamenteuse ne pouvant produire de réaction chimique dans l'organisme pour recharger convenablement ses batteries, il s'en suit que l'hydrothérapie, loin de pouvoir guérir toujours, ne guérit que des cas exceptionnels et souvent produit une amélioration qui ne va pas jusqu'à la guérison radicale. Il n'y a pas de phénomène plus simple et plus commun que celui d'un circuit voltaïque excité par le froid ou par le chaud : Placez deux fils de fer dans un tube en forme de V, contenant de l'eau avec une trace d'acide sulfurique, soumettez un des côtés du tube à l'action du calorique, et le courant partira de ce point. Mais cette forme de circuit est de deux espèces : positif et négatif ; ce qui explique pour l'observateur la différence d'action des douches d'eau froide ou chaude, des douches d'eau provenant de l'intérieur de la terre, ou provenant d'une rivière où l'eau est exposée au contact de l'air. Dans les circuits thermo-voltaïques, négatifs, la chaleur détermine des actions telles que le courant part toujours de la partie la plus froide de la solution.

Dans le corps vivant, le froid agit sur les nerfs sensitifs et détermine le courant voltaïque en diminuant la circulation des capillaires. Si l'excès du froid arrête complètement cette circulation, l'action vitale s'arrête aussi, et la partie est frappée de mort : ces exemples se voient souvent en Russie.

Mais dans l'eau minérale il y a plusieurs principes qu'on peut utiliser : le premier est celui de l'eau qui provient du centre de la terre, qui n'a pas reçu l'influence de l'air ; le deuxième provient des substances minéralisatrices qui, en pénétrant dans l'organisme, produisent des effets voltaïques et viennent ramener le sang et tous les fluides de l'organisme à leur composition chimique normale.

Pour se rendre compte de ces effets, il est bon de connaître la composition du sang.

XIII

Du sang.

Le sang doit avoir une pesanteur spécifique de 1052 à 1057, une saveur salée un peu nauséeuse et une odeur particulière. Tiré des vaisseaux, il se prend en une masse qui exprime un liquide clair et jaunâtre. Ce liquide s'appelle *sérum*. Le *caillot* est la masse coagulée, il est composé de fibrine coagulée et de globules colorés. Dans les vaisseaux, le sang se compose d'éléments anatomiques en suspension, en moyenne 141 pour 1000 chez l'homme, 127 pour 1000 chez la femme, qui sont : des *hématies* ou globules rouges du sang ; des *leucocytes* ou globules blancs du sang; d'un *plasma,* qui est le *sérum* privé de fibrine ; sa composition est complexe. Il renferme, PRINCIPES DE 1re CLASSE *dans le sang artériel :* oxygène à l'état gazeux, 24 centimètres cubes par 1000 ; — hydrogène, quelquefois des traces ; — azote, 13 centimètres cubes ; — acide carbonique, 64 centimètres cubes ; — eau, 779 en poids pour 1000 chez l'homme, 791 chez la femme ; — chlorure de sodium, 3 à 4 ; — chlorure de potassium, chlorydrate d'ammoniaque, sulfate de potasse, sulfate de soude; carbonate de soude, de potasse, de chaux, de magnésie; phosphate de soude, phosphate de potasse, phosphate de magnésie, phosphate de chaux des os 0,33 pour mille; fer, cuivre, plomb, manganèse, des traces.

PRINCIPES DE 2e CLASSE, 1re *Tribu* : lactate de soude, lactate de chaux, hippurate de soude, pneumate de soude, urate de soude, urate de potasse, urate de chaux, acétate de soude. — 2e *Tribu* : urée, créatinine, créatine; — 3e *Tribu* : oléate de soude, margarate de soude, stéarate de soude, valérate de soude, butyrate de soude; tous ces sels ou acides gras, dans les proportions de 1 pour 1000; oléine, margarine, stéarine, dans la proportion de 1,60 pour 1000, soit unis au savon, soit en suspension à l'état de gouttelettes blanchissant le sérum; matière propre phosphorée, 0 48 pour 1000, séroline, 0,202 pour 1000; cholestérine, 0,08 pour 1000. — 4e *Tribu* : glycose.

PRINCIPES DE LA 3e CLASSE. — Fibrine, 2,50 pour 1000; — albumine, 69 pour 1000 chez l'homme, 70 chez la femme; albuminose, biliverdine, des traces. Quant au caillot, il se compose 1° de la fibrine du sang; 2° de ses globules dont les rouges les plus abondants lui donnent sa couleur; ces derniers se composent à leur tour de globuline, 87 pour 100; d'hématosine, 12 pour 100 (laquelle contient elle-même 7 pour 100 de fer, qui en est un élément comme l'oxygène, l'azote, le carbone et l'hydrogène), plus des sels et des corps gras neutres.

XIV

Conséquences qu'on doit tirer de la composition du sang.

Maintenant, en voyant cette composition complexe du sang; d'une part; d'autre part, en examinant à un microscope grossissant de 12 à 1500 fois le sang de personnes bien portantes, et celui d'autres personnes affectées de maladies diverses ; en le voyant lors des saignées pratiquées chez l'homme en état de santé, et chez l'homme atteint de maladie inflammatoire ou de fièvre typhoïde, ou chez la femme affectée de chlorose, de leucocythémie, etc..., on comprendra alors combien il est important de maintenir ou de ramener ce liquide vivificateur à sa composition normale, puisque c'est lui qui avec le système nerveux, forme et entretient les batteries centrale et périphérique, et les courants d'induction à l'aide desquels tous les phénomènes vitaux s'accomplissent.

On comprend aussi combien la médication qu'on administre aux malades doit être étudiée au point de vue chimique ; combien le médecin doit être avare de soustractions sanguines, qui ne modifient pas la nature du sang, et qui enlèvent trop souvent, sans utilité, le fluide qui entretient la vitalité.

Les altérations du sang, en affaiblissant le jeu des batteries voltaïques de l'organisme, donnent naissance aux affections les plus graves ; les modifications dans la nature des substances organiques du sang, ou principes de la 3ᵉ classe, amènent les maladies longues, les diathèses générales. D'autres fois, il n'y a que modification de la quantité et de la coagulabilité de ces substances, et nous voyons dans ce cas apparaître l'*albuminurie*, les *rhumatismes*, etc. Dans d'autres circonstances, la quantité des éléments anatomiques en suspension peut être modifiée ; celles des globules rouges peut diminuer ; il survient alors l'*anémie*, la *chlorose ;* celle des globules blancs peut devenir plus grande : se sera, dans ce cas, la *leucocythémie splénique* ou *lymphatique.* Enfin, chaque fois qu'il y a modification dans la nutrition d'un ou de plusieurs tissus, ou production d'autres espèces de principes, il y a maladie, c'est-à-dire que les batteries voltaïques de l'organisme ne fonctionnent plus normalement.

Que faut-il faire pour guérir ? Ramener, soit par les eaux

minérales soit par la médication, avec le concours de l'hygiène,
le sang et le fluide nerveux à leur type normal, de manière à
rétablir les fonctions régulières des batteries voltaïques de
l'organisme, ce qui constitue la santé parfaite?

On comprendra aussi que le médecin devrait tout étudier
dans la nature et ne jamais renfermer la science dans les limites par trop étroites d'un système absolu. Les allopathes ne
veulent rien admettre de l'homœopathie; ils traitent souvent,
sans l'avoir étudiée, l'homœopathie d'absurdité, de non-sens, de
charlatanisme. Les homœopathes, de leur côté, répudient et
rejettent obstinément toutes les conquêtes scientifiques faites
depuis Hippocrate, et traitent les allopathes d'*assassins*. De part
et d'autre, la passion remplace la raison; car un homme doué
de raison, ne doit condamner une théorie qu'après l'avoir étudiée
à fond, l'avoir expérimentée avec conscience. J'ai étudié, moi,
médecin allopathe, la science homœopathique avec persévérance, et je suis loin de dire, comme beaucoup de mes confrères,
qu'elle ne contient rien; et pour revenir au sujet qui nous occupe, nous sommes certain que le mode de préparation des médicaments homœopathiques, développent en eux des propriétés
voltaïques qu'ils ne possédaient pas avant leur extrême division
et leur changement moléculaire. On peut citer des exemples
qui sont connus de tous; je ne parlerai pas du frottement de la
roue de verre qui suffit pour développer le fluide électrique,
c'est trop loin ou trop près de notre sujet; je prendrai un morceau de sucre capable de sucrer un verre d'eau, triturez-le assez
longtemps, pour en changer l'état moléculaire, jetez cette poudre
dans l'eau, elle ne sucrera plus : le frottement en a changé la
propriété. Prenez 10 centigrammes de poudre d'ipécacuanha,
triturez-les avec un diviseur quelconque, du sucre de lait, par
exemple : et bien, les 10 centigrammes triturés, divisés,
dynamisés par le frottement, font vomir autant qu'un gramme
de poudre ordinaire d'ipécacuanha non divisé ainsi.

Revenant à mes principes je dis : Un miasme paludéen, ou putride ou cholérique qu'on respire, suffit pour empoisonner le sang et éteindre les phénomènes vitaux en partie ou en totalité. Peut-on, d'après les lois de la pondérabilité, justifier quelle quantité a été absorbée? Non, et cependant, sous cette influence, l'organisme s'éteint, la mort est là.

Pourquoi prétendre que la substance qui doit détruire l'effet produit par ces miasmes a besoin d'être plus pesante, plus volumineuse, plus pondérable que celle qui l'a développée dans l'organisme?

XV

De l'Hygiène.

L'hygiène ! Voilà une fraction de la science médicale qu'on ne saurait trop vulgariser. L'hygiène n'est pas l'art de guérir ; mais elle fait plus que de guérir, elle préserve de la maladie ; c'est une médecine conservatrice dont la vulgarisation, nous le répétons, est un devoir et dont les progrès sont la mesure du bien-être de l'individu et du développement intellectuel des peuples.

L'hygiène n'est ni la philosophie, ni la chimie, ni l'histoire naturelle, ni la physiologie, ni la pathologie; mais elle est tout cela et plus encore que cela, puisqu'elle est la résultante de toutes les sciences appliquées au perfectionnement des individus.

En effet, l'hygiène comprend l'examen des eaux, des airs, des miasmes, des lieux, des aliments qui nourrissent l'homme, des vêtements qui le couvrent, des habitations qui l'abritent, l'appréciation des habitudes et des coutumes des peuples, en faisant converger le tout vers la fin suprême, qui est la conservation et l'amélioration de l'homme,

L'hygiène est tributaire de toutes les sciences : ainsi la physiologie étudie les actions organiques en elles-mêmes; l'hygiène à son tour étudie comment ces mêmes actions sont modifiées par les agents extérieurs et par les organes.

La chimie décompose les corps et détermine les lois de leurs combinaisons; l'hygiène utilise les analyses de ces corps pour établir des règles concernant leur usage.

La statistique fixe le nombre des maladies, le chiffre de la mortalité; mais l'hygiène déduit de ces nombres les lois de la physiologie et les règles de préservation pour l'avenir.

Les médecins de l'antiquité attachaient la plus grande importance à ce qu'ils appelaient la *diète,* c'est-à-dire l'*hygiène,* et tous étaient d'accord sur l'utilité de cette science; car on n'a jamais vu, ni l'innovation, ni le désir d'atteindre un idéal impossible, créer plusieurs hygiènes, ou diviser celles-ci en plusieurs systèmes comme on l'a fait sans cesse pour la thérapeutique.

Sans hygiène, pas de bonne thérapeutique possible; et plus la thérapeutique devient hygiénique, plus elle est utile et profitable. C'est une vérité reconnue depuis l'antiquité.

Agripente devient salubre parce que Empédocle fit fermer une gorge de montagnes qui donnait passage à des vents porteurs de miasmes qui causaient les maladies dont les populations souffraient.

Paris ne cessa d'être un foyer de fièvres intermittentes que lorsque Philippe-Auguste eut fait assainir les rues de la capitale par l'établissement des égoûts.

Le scorbut décimait autrefois les équipages maritimes; aujourd'hui, grâce à l'hygiène et au système d'alimentation des marins, cette maladie n'exerce ses ravages que dans des cas exceptionnels.

Si les fièvres endémiques ont disparu en grande partie des plaines de l'Algérie, c'est que les règles de l'hygiène ont présidé à l'assainissement de ces pays, à la plantation des arbres, etc...

Si la peste a quitté l'Orient, il faut l'attribuer aux mesures hygiéniques adoptées aujourd'hui en Turquie.

Si le choléra disparaît un jour de l'Europe, on reconnaîtra que cet immense bienfait sera dû au progrès de l'hygiène.

Par l'hygiène on peut conjurer dans les hôpitaux, dans les grands centres de population, dans les prisons, le typhus et la fièvre typhoïde.

Par l'hygiène dans la famille, on peut se préserver de la plupart des maladies ; ce n'est pas moi qui dis cela, je le répète d'après les maîtres de l'Ecole française, Bouchardat et autres savants que nous estimons tous.

Quant à présent; je me bornerai à dire au pauvre épuisé, fatigué, débilité : prenez une alimentation aussi tonique que possible, évitez tous excès; au riche : soyez sobre et prenez de l'exercice. Le pauvre, par le défaut d'alimentation et l'excès du travail, n'a pas une réparation suffisante du fluide vivificateur en raison de la dépense de l'organisme ; les batteries voltaïques de son organisme ne fonctionnent que faiblement, l'anémie survient. — Chez le riche, c'est tout le contraire qui arrive d'ordinaire, la réparation est plus grande que la dépense et le défaut d'exercice vient fort souvent augmenter le mal ; à celui-ci je répéterai sans cesse : Soyez sobre, et fatiguez-vous. Le défaut d'exercice abaisse l'appétit, et vous avez besoin de mets *plus excitants,* ce qui est déjà un mal. — La dépense s'amoindrissant, la nécessité de la réparation est moins pressante; si vous conservez l'appétit, de grandes incommodités et de funestes maladies vous attendent; vous deviendrez obèse.

Quand l'obésité atteint de grandes proportions, c'est un fardeau énorme que le malheureux qui en est affligé est condamné à porter toujours avec lui, ce qui a pour résultat d'augmenter sa fâcheuse tendance à l'inertie corporelle.

Sans doute il faut de la graisse en réserve dans l'économie pour les jours de privation et de maladie ; mais l'excès ici devient un mal à bien des titres.

Ce fardeau fâcheux qu'a l'homme bouffi d'embonpoint, n'a pas pour seul effet d'alourdir sa marche, les organes les plus essentiels sont comprimés, réduits dans leur volume et dans la puissance de leurs fonctions.

Dans les conditions normales, cela peut offrir peu d'inconvénients; mais vienne une maladie, et des accidents imprévus se révèlent soudainement.

Une simple bronchite envahissant des poumons refoulés par un énorme tissu adipeux suffit pour déterminer une asphyxie promptement mortelle.

Les mouvements du cœur deviennent moins libres et moins énergiques : d'où ces hydroposies qui frappent les obèses. Ai-je besoin de mentionner les hernies qui les menacent à tant de titres et la glycosurie par excès d'alimentation, si fréquente et si souvent méconnue?

L'homme faisant bonne chère et plongé dans la mollesse, produit beaucoup plus d'acide urique que le travailleur sobre. Cette production peut être la source de maux variés, tels que la goutte ou la gravelle urique; ces maladies, en effet, se rencontrent d'ordinaire chez ceux qui mangent mieux qu'ils ne travaillent. Le sort d'un goutteux est véritablement à plaindre : il aime pardessus tout les bons repas, et il lui faut de la sobriété; par nature, il a horreur du mouvement, et il lui faudrait les exercices les plus variés, qui lui deviennent souvent impossibles, car au gonflement des petites articulations succède l'ankylose des grandes, qui le condamne à un repos doublement fatal.

L'individu chez lequel toutes les fonctions organiques sont alanguies par le défaut d'exercice, n'excrète point régulièrement tous les résidus des actes chimiques qui se passent incessamment dans son corps pour entretenir les batteries périphérique et centrale.

Sans doute, quelques-uns de ces résidus, comme l'acide carbonique, l'urée, l'eau, sont éliminés avec la plus grande facilité ; mais il en est d'autres, comme le mucus et les matières épidermoïdales, qui ne subissent pas l'élimination aussi facilement, et lorsqu'ils ne sont pas régulièrement excrétés, ils peuvent s'accumuler dans divers organes et devenir une des causes prédisposantes des plus graves et des plus funestes maladies chroniques qui affligent l'humanité.

XVI

Il faut une médication spéciale pour chaque maladie.

Sur le très grand nombre de malades qui vont aux eaux, on peut dire que s'il y en a 5 pour 100 de guéris par leur emploi, c'est le maximum ; ajoutez à ce nombre 5 pour 100 qui en reçoivent une amélioration, et c'est déjà un très beau résultat. Le plus grand nombre n'en éprouve aucun effet bienfaisant, sans compter ceux qui s'en trouvent plus mal. Ce nombre si restreint de guérisons provient-il de ce que les eaux ne sont pas un bon moyen thérapeutique ? Assurément, non. Cela tient, d'une part, à ce que chaque médication a une élection pour un certain nombre de maladies. Sortez-la de ces maladies, et elle est sans effet, ou elle est nuisible. La panacée universelle n'a jamais existé et n'existera jamais ; d'autre part, cela tient à la mauvaise direction donnée par certains médecins à leurs traitements. En premier lieu, quand un médecin éloigné des stations thermales ne sait plus que prescrire à son malade, et cela arrive souvent, il lui ordonne ou les

voyages ou l'hydrothérapie, mais surtout les eaux , qui réu-
nissent au voyage une hydrothérapie minéralisée : dernier
espoir qui renaît chaque printemps et que trop souvent l'au-
tomne voit évanouir; aussi les quelques médecins qui traitent
spécialement les maladies chroniques , entendent-ils chaque
jour une foule de malades leur dire : J'ai fait de l'hydrothérapie , je suis allé à telles et telles eaux, et tout cela inutile-
ment. De plus , la plupart des médecins des eaux ont pour
habitude de ne prescrire que celles des lieux où ils prati-
quent, en y ajoutant parfois un petit mélange quelconque et
quelques sirops adjuvants. Leur thérapeutique facile consiste
à ordonner à leurs malades de boire l'eau de telle ou telle
source, de prendre telle ou telle douche, tel ou tel bain , etc.;
de faire des promenades dans les montagnes, etc., etc. Aussi,
sous l'influence de *cette médication*, qui est quelque peu empirique , bien que dirigée par l'expérience pratique, voit-on
aux stations d'eaux thermales , beaucoup d'appelés et peu
d'élus, c'est-à-dire peu de guéris. A Luchon comme ailleurs,
la plupart des malades qui y viennent n'ont pas besoin , pour me
servir de la *savante* expression consacrée par quelques auteurs ,
d'un remontement général ; beaucoup, au contraire, ont été trop
remontés, ont fait trop bonne chère, n'ont pas assez sagement
dirigé leur hygiène, n'ont pas pris assez d'exercice, ont
emmagasiné dans leur organisme trop de substances azotées,
trop de sels hétérogènes, et chez la plupart la nutrition
n'a pas été en rapport avec la dépense; ils sont malades,
parce que les batteries centrale et périphérique sont trop
chargées de substances qui en affaiblissent ou en entravent l'action. Ceci n'est pas de l'empirisme, c'est de la chimie. Gorgez
de soufre cet organisme, et vous mettrez le feu dans un édifice
en combustion. Mais, me dira-t-on, le malade est faible, il
souffre de partout, il ne peut digérer, il tombe en défaillance,

ou il a des mouvements de fièvre, du chaud, du froid, etc.
Vite! vite! un remontement général! Erreur! *Le malade est
faible* parce que l'organisme ne fonctionne plus normalement,
parce que le liquide vivificateur n'est plus à l'état normal; *il
souffre de partout,* parce que l'organisme se débat pour expul-
ser ce qui entrave ses fonctions; *il ne peut digérer,* parce que
la nutrition ne peut reprendre son empire lorsque toutes les
autres fonctions languissent; *il tombe en défaillance,* parce que
le liquide vivificateur n'ayant pas la composition chimique
voulue pour l'entretien régulier des batteries voltaïques de
l'organisme, ces batteries n'ont plus de puissance vitale; *il a
des mouvements de fièvre, etc.;* sans aucun doute, c'est encore
l'organisme qui se débat contre ce qui enchaîne son action;
mais tout cela n'indique pas que cette faiblesse puisse guérir
par un remontement général; on ne remonte pas un organisme comme on ferait d'une horloge qui a tiré toute sa
chaîne; le remontement ne peut avoir lieu, la santé ne peut
revenir qu'en faisant ce qu'il faut pour ramener à leur fonctionnement normal les batteries voltaïques de l'organisme.

Mais, me dira-t-on, il y a des pustules à la peau, des dartres, des plaies, des dépôts, des tumeurs, des granulations,
des tubercules, etc. Qu'importe! toutes ces manifestations ne
sont que des effets résultant de la composition anormale ou
affaiblie du liquide qui préside à tous les actes vitaux. Changez
les conditions de ce liquide, ramenez-le à ce qu'il doit être
dans l'état de santé parfaite, et les émonctoires naturels de
l'organisme auront bientôt amené la guérison de ces pustules,
dartres, plaies, dépôts, etc., et chassé du corps ce qui se
trouve emmagasiné en trop dans les tissus internes ou épider-
miques. Mais, m'objectera-t-on encore, comment l'organisme
se débarrassera-t-il de tubercules dans les poumons, dans le
mésentère, etc.? Si la vitalité n'était pas entravée dans ses

manifestations, que le sang contiendrait toutes ses parties constituantes, rien en plus, rien en moins, il suffirait à lui seul pour résoudre les tubercules ; mais c'est précisément la masse tuberculeuse qui, en empêchant l'oxygénation du sang, ne lui permet pas de revenir à son type normal. Cependant, je guéris souvent des tuberculeux. Pour cela, il faut par la médicamentation suppléer au défaut d'oxygénation du sang et ramener un état de santé suffisant pour que la nutrition se fasse normalement ou presque normalement ; et ensuite, par une médication appropriée, on peut ramener chimiquement le ramollissement des tubercules, qui sont des composés de phos-phates, sulfates et carbonates terreux, et leur saponification, de manière à rendre leur absorption non-seulement possible, mais facile. Il faut donc, dans le majorité des cas, en outre des eaux, prescrire ou un traitement *adjuvant*, ou un traitement *principal* qui vienne aider et compléter celui par les eaux pour chaque cas particulier.

Il est très rare que les eaux puissent répondre à tous les besoins d'un organisme malade, pour le ramener à la santé. Si le malade s'en trouve bien, tout est pour le mieux ; s'il s'en trouve plus mal, il en est qui lui diront, pour le consoler, que cela devait être ainsi et que, rentré chez lui, il ressentira dans un mois, dans trois mois, dans six mois, les effets bienfaisants de son traitement, ceci est une erreur, qu'on le sache.

Je le répète, la médication par les eaux est comme toutes les autres médicamentations ; elle n'a rien d'absolu, c'est-à-dire d'absolument curatif. Elle est un puissant moyen dans certains cas ; mais elle ne doit pas faire renoncer à tous les autres, dont l'ensemble peut concourir au seul but qu'on doit se proposer, la guérison radicale.

Quant aux malheureux, aux paysans qui viennent à Luchon, leur genre de vie et d'alimentation n'a pas été le même que chez le riche; aussi le mode de médication doit-il être modifié pour cette classe de malades. Mais c'est surtout pour l'ouvrier des villes, pour ceux qui travaillent dans des ateliers peu aérés, qui sont usés par le paupérisme, c'est-à-dire par l'insuffisance de l'alimentation, le manque d'air vital, l'excès de travail, et parfois aussi, il faut le dire, par la débauche, pour ceux-là, on le comprend, le traitement médical et hygiénique ne peut être le même que pour le riche.

Ce sont toutes ces nuances diversifiant les tempéraments et la composition chimique du sang, qui font que la médication uniforme des eaux minérales ne pourrait répondre aux besoins multiples de tant d'organisations différentes, sans des traitements médicaux qui puissent en compléter l'effet. Car ce que nous avons dit du mode d'action des eaux minérales, s'applique aussi au mode d'action des médicaments : ou ils doivent agir en développant de l'électricité dans l'organisme, ou ils doivent annuler une substance vénéneuse, miasmatique, etc., qui circule dans le sang, ou une matière hétérogène qui s'est emmagasinée dans les tissus et entrave les fonctions des batteries voltaïques qui entretiennent la vitalité.

XVII

De très grandes doses de médicaments ne sont pas utiles pour guérir.

Nous recommanderons la plus grande prudence aux personnes qui prendront les eaux de Luchon.

Si elles doivent leur être favorables, elles produiront tout aussi bien leur effet en débutant par des doses faibles que par des doses fortes.

Prenez des eaux soufrées à petites doses, le soufre est brûlé

dans le torrent de la circulation et transformé en *sulfate,* sans
mettre l'incendie dans l'organisme. Il parcourt alors nos vaisseaux, se combine en plus ou moins grande proportion avec
les liquides y contenus, et le trop va sortir par les reins avec
les urines.

Si vous prenez des doses très fortes, les principes soufrés
n'étant pas tous brûlés dans le torrent circulatoire, vous
éprouverez bientôt des crampes à la région épigastrique, des
éructations de gaz plus ou moins odorants, des coliques, de la
pesanteur de tête, de l'inappétence, voire même des gonfle-
ments aux gencives, de la salivation, de l'irritation de la gorge
ou des amygdales, de l'insomnie, des palpitations, de la cépha-
lalgie, de l'ardeur à l'anus avec selles sanguinolentes, etc.,
qui vous forceront bientôt à cesser l'usage des eaux; cela
n'eût pas eu lieu si vous eussiez commencé par prendre de très
petites doses des sources les plus faibles ou les plus appropriées
à votre état, et surtout si votre médecin vous eût prescrit un
traitement médical, principal ou adjuvant à suivre, tout en
faisant usage des eaux sulfureuses.

En prenant les eaux soufrées à petites doses, le liquide vivificateur, le sang, en ressent l'heureuse influence sans secousse;
le soufre se combine avec une partie de l'oxigène du sang, donne
une activité plus grande à l'acte d'oxigénation qui se passe dans
les poumons, et au lieu de voir survenir *la fièvre thermale,*
avec son triste cortége, vous sentez le pouls, la circulation se
calmer, un bien-être général se répandre en vous.

Ce calme de la circulation permet au sang de se revivifier
plus complètement dans l'appareil pulmonaire; une action vitale plus puissante est imprimée au système capillaire, les
émonctoires naturels se rapprochant peu à peu de leurs fonctions normales, débarrassent l'organisme des parties hétérogènes qui y sont emmagasinées. Le sang, qui était ou vicié et

dès-lors affaibli, ou par trop excitateur, reprend peu à peu les conditions favorables à l'assimilation, circule plus librement et devient chimiquement plus en rapport avec les actes voltaïques auxquels il concourt si puissamment.

Mais à quelles doses doivent être prises les eaux sulfureuses?

Il ne peut y avoir de règle fixe à cet égard; c'est au médecin à les fixer.— Dans tous les cas, on doit toujours commencer par des doses minimes, prises aux sources les moins actives.

Les sources les plus puissantes, qu'on le sache, ne sont pas celles qui contiennent le plus de soufre, mais celles au sein desquelles il se développe le plus d'électricité. Ce sont celles-là qui d'ordinaire impriment une activité plus grande à la circulation capillaire, et dont il faut surveiller attentivement l'emploi. Le traitement par l'eau de ces sources étant savamment dirigé, il peut donner des résultats merveilleux ; mal dirigé, entraîner une perturbation dans tout l'organisme dont on ne peut calculer les conséquences.

XVIII

De la fièvre thermale.

La fièvre thermale se déclare par des frissons, une courbature générale, fréquence du pouls, tête lourde, inappétence, langue blanche et couverte d'un enduit saburral, sommeil agité; la sclérotique se teint en jaune comme dans l'ictère, etc.

La fièvre thermale n'est jamais nécessaire pour la guérison ; au contraire, elle l'entrave, la retarde et dégoûte le malade. Cela se comprend ; si de très petites doses de principes sulfurés peuvent être absorbées et restituer au sang des éléments qui lui

manquent ou développer des réactions chimiques favorables,
une très grande dose ne trouvant pas de sels alcalins suffi-
sants dans les liquides gastro-intestinaux pour faciliter sa dissolution et son absorption, elle agit comme corps irritant, non
assimilable, et provoque des diarrhées glaireuses ou sanguinolentes, et toute cette révolte du système vasculaire et du système nerveux qu'on appelle *fièvre thermale*. Si, par contre,
l'organisme se trouve dans une constitution chimique qui ne
réclame ni principes sulfurés, ni une eau électrisée négativement, dès les premiers jours de traitement le malade
éprouve un sentiment de répulsion à boire l'eau minérale,
et il en ressent très promptement la funeste influence; et s'il
n'en cesse aussitôt l'usage, il ne tarde pas à se voir sous le
coup de symptômes très alarmants, et d'accidents intestinaux
très graves et dont il a souvent la plus grande difficulté à se
débarrasser.

C'est à tort que plusieurs auteurs ont dit que le principe
sulfuré ralentissait toujours la circulation; cet effet n'est que
relatif, il n'a lieu que dans un certain nombre de cas; dans
d'autres, il active considérablement la fréquence du pouls,
il excite le système nerveux dans tout son ensemble : enfin,
il en est beaucoup chez lesquels le soufre ne trouvant pas les
éléments nécessaires à son oxydation, à sa combinaison avec
les matériaux du sang, les eaux sont nuisibles d'emblée, elles
révoltent l'organisme; alors, en en continuant l'usage, un
sang trop noir arrive aux capillaires; de là des désordres iné-
vitables, tels que crachement de sang, hémoptysies, etc., etc.

De tout ce que nous avons dit, il s'en suit que les eaux de
Luchon conviennent dans une infinité de manifestations morbides, parce que ces eaux sont électrisées négativement d'une manière remarquable, parce qu'en outre du sulfhydrate de sulfure
de sodium on y trouve du fer, du chlorure de sodium, des sulfates

de potasse, de soude et de chaux; tous principes qui font partie de la composition du sang. On y retrouve encore des carbonates, des silicates, des phosphates, etc., etc., qui viennent concourir puissamment à leur action curative et en étendre l'application.

Dans certains cas, ces eaux peuvent donc être prescrites comme traitement principal avec le concours d'un traitement médical, et dans beaucoup d'autres, elles ne doivent former que le traitement adjuvant.

XIX

Maladies pour lesquelles les eaux de Luchon conviennent.

En combinant une médication appropriée aux divers cas donnés, en concurrence avec le traitement sagement réglé par les eaux de Luchon, il y a une foule d'affections dont on peut obtenir la guérison : maladies des voies respiratoires, bronchites chroniques, catarrhes, asthmes chroniques, toux chroniques, difficultés de respiration, gastralgies, dyspepsies, hypocondries, névralgies, sciatiques, rhumatismes musculaires; la goutte, le rhumatisme goutteux : ces deux manifestations morbides peuvent guérir à Luchon avec un traitement combiné; mais il faut, pour cela, que les eaux sulfureuses n'entrent que pour une faible part dans la médication, sinon la révolte de l'organisme sera telle que les malades épouvantés cesseront le traitement dès son début.

Il y a beaucoup de maladies de la peau qui sont très heusement modifiées par les eaux sulfureuses; il y en a beaucoup d'autres aussi sur lesquelles elles n'agissent pas, lorsqu'elles forment à elles seules tout le traitement. — J'ai guéri à Toulouse une foule de *lupus* voraces et serpigineux, etc..., qui avaient résisté pendant plusieurs saisons aux eaux de Luchon, et qui auraient guéri avec mon traitement bien plus promptement à Luchon qu'à Toulouse; les eaux sulfureuses combinées avec mon traitement, eussent activé la guérison. Il en est de même pour les acnés rosacea, les psoriasis guttata, beaucoup d'eczémas, qui tous avaient été traités à Luchon, sans succès, que j'ai guéris à Toulouse, et qui avec mon traitement, eussent guéri plus promptement à Luchon. Ce que je dis ici n'est pas une assertion hasardée, elle est le résultat d'une longue pratique à Naples, où l'on a sous la main des sources sulfureuses et salines de toutes sortes.

Dans les diathèses syphilitiques, les eaux de Luchon n'agissent pas comme médication principale, mais elles agissent merveilleusement comme traitement adjuvant.

Tous les médecins savent cela; mais a-t-on bien expliqué le *Pourquoi elles agissent ici?* Nous en reparlerons à l'article *Syphilides.*

Enfin, il est beaucoup de maladies dans lesquelles les eaux sulfureuses semblent contre-indiquées, et pour lesquelles elles peuvent faire utilement partie d'un traitement, à la condition toutefois qu'on aura bien compris leur mode d'action d'après les règles que nous avons établies.

XX

Degrés de force des sources de Bagnères de Luchon par suite de l'action voltaïque plus ou moins grande qu'elles possèdent.

1° **Source Bordeu.** — Sulfuration forte; action voltaïque très douce, faible même; elle n'excite pas. Convient

4

au début d'un traitement et aux personnes lymphatiques.

2° **Source Bosquet.** — Sulfuration très légère, action voltaïque douce, faible, on pourrait dire sédative.

3° **Source Richard supérieure.** — Sulfuration forte, action voltaïque faible. (Rhumatismes, maladies de la peau.)

4° **Source Richard inférieure.** — Sulfuration forte, action voltaïque douce. (Même emploi).

5° **Sources Grotte inférieure et Grotte supérieure.** — Sulfuration forte, action voltaïque plus développée ; excitante ; ne convient pas au début.

6° **Source Etigny.** — Sulfuration moyenne, action voltaïque légère.

7° **Source Ferras.** — Sulfuration légère, action voltaïque forte ; convient dans les gastralgies, dyspepsies, etc.

8° **Source Blanche.** — Contient du soufre en suspension ; — action voltaïque modérée ; convient aux personnes nerveuses.

9° **Source la Reine.** — Sulfuration moyenne, action voltaïque très puissante, dès-lors très excitante. (Maladies de la peau.)

XXI

OBSERVATIONS DE GUÉRISONS.

Paralysies.

Les paralysies rhumatismales, traumatiques et saturnines, sont heureusement influencées par les eaux sulfureuses et notamment par celles de Bagnères de Luchon.

Elles opèrent d'autant plus promptément et plus radicale-
ment, lorsqu'on fait concourir au même but l'emploi de
l'électro-galvanisme et un traitement médical modifié suivant
les cas.

Les hémiplégies provenant d'un épanchement sanguin dans
le cerveau, demandent un traitement tout particulier et les
plus grandes précautions dans l'administration des eaux sulfureuses, sinon on s'expose à voir un nouveau coup de sang fou-
droyer le malade.

Le traitement ne doit avoir d'autre but que d'activer la résorp-
tion du caillot sanguin qui se trouve dans le cerveau, et les eaux
sulfureuses peuvent, pour une part, concourir à ce but. Le
caillot résorbé, quelques séances électro-galvaniques suffisent,
dans la majorité des cas, pour amener la guérison. A cette
époque, les eaux sulfureuses ont un puissant effet; mais
comme on ne sait jamais bien , sans l'épreuve électro-faradique,
à quel état d'absorption se trouve le caillot, il faut toujours,
avant cette épreuve, mettre une prudence extrême dans l'administration des eaux sulfureuses.

Les *hémiplégies* provenant d'un épanchement séreux reçoivent une influence assez favorable des eaux sulfureuses ; mais
elles ne doivent être que l'accessoire du traitement, et l'emploi
doit aussi en être surveillé.

J'ai vu des ataxies locomotrices progressives guérir par l'emploi des eaux sulfureuses et un traitement médical et électro-
faradique.

Les *paraplégies* résultant d'une affection des enveloppes de
la moelle épinière , ou de la substance nerveuse elle-même,
d'une affection rhumatismale ou traumatique, de congestions
passives de la moelle, d'épanchements sanguins ou séreux,
peuvent, pour la plupart, être traitées avec le concours des
eaux sulfureuses. Mais le traitement doit en être habilement

dirigé, si on ne veut pas s'exposer à voir survenir un état inflammatoire des plus graves et des plus dangereux.

Quant au tabès dorsale, aux paralysies par épuisement et
par abus des plaisirs vénériens, etc..., etc..., elles recevront
un grand avantage des eaux sulfureuses, surtout s'il n'y a pas
complication de pertes séminales diurnes, lesquelles demandent un traitement spécial.

PREMIÈRE OBSERVATION DE GUÉRISON.

Cas d'hémiplégie.

M. le marquis Charles de L*** avait eu, comme on le dit
vulgairement, une attaque; il était resté paralysé de tout le côté
gauche et avait perdu l'usage de la parole. On l'avait saigné à
plusieurs reprises, et on lui avait appliqué un très grand nombre
de sangsues aux jambes. Les sangsues tombées, on mettait
les pieds du malade dans de l'eau chaude et on le laissait ainsi
pendant des heures entières; aussi la maladie, au lieu de
s'améliorer, s'aggravait chaque jour; il y avait déjà plus
d'un mois que cet état durait lorsqu'on m'appela. Le visage du
malade était d'une pâleur extrême, les lèvres et les gencives
décolorées, le pouls misérable, petit, lent. Évidemment chez ce
malade, il n'y avait jamais eu d'apoplexie sanguine, et le traitement administré avait aggravé le mal au lieu de l'améliorer.
Les fonctions vitales s'éteignaient, faute du fluide normal qui
préside au maintient de la vie. On avait soumis le malade à
une diète sévère. Je le mis de suite au jus de viande, au consommé; j'établis dans le côté paralysé un circuit voltaïque de
1er ordre à l'aide d'un appareil de Faraday; j'appliquai sur le
front des compresses baignées dans une eau légèrement excitante. Sous l'influence de ce traitement une amélioration
soudaine se manifesta. Je purgeai le malade; le lendemain

de la purgation, il put prononcer quelques mots. Deux mois plus tard, il marchait en traînant la jambe; la parole était complètement revenue. Je n'entrerai pas dans les détails du traitement que je lui fis subir, ils sont en dehors de notre sujet; je le soumis alors à l'usage des bains et douches d'eaux sulfureuses. Je continuai le traitement électro-galvanique. En deux mois, ce malade fut complètement guéri. Les eaux sulfureuses ont eu leur grande part dans la guérison.

DEUXIÈME OBSERVATION DE GUÉRISON.

Cas d'ataxie locomotrice progressive.

M. Léonce de B*** était atteint d'ataxie locomotrice progressive; il avait suivi plusieurs médications sans succès. Je combinai un traitement médical et électro-galvanique avec l'usage en bains, douches et boissons, d'une eau sulfureuse très faible en principes sulfureux et cependant fort active. Ce malade était très lymphatique; j'examinai son sang à un microscope grossissant 2000 fois : les globules rouges étaient déprimés à leur centre; il y avait augmentation des globules blancs, ce qui donnait au sang une légère teinte grise.

Le défaut de coordonation et d'équilibre était considérable, les nerfs de la troisième et de la sixième paire commençaient à se paralyser; rien du côté du cerveau et du cervelet, ni du nerf optique.

J'établis entre les nerfs de la troisième et de la sixième paire un courant électro-galvanique de 1er ordre (le pôle positif vers la partie centrale, le pôle négatif à la périphérie).

Je galvanisai une fois par jour, pendant 15 minutes, la région de l'épine dorsale avec un courant d'induction de 2me ordre.

Je prescrivis le nitrate d'argent à assez haute dose, concurremment avec des laxatifs. Des frictions générales avec l'eau

électro-motrice du docteur Thompson. Bains sulfureux prolongés ; douches sulfureuses en jets puissants sur l'épine dorsale ; un demi verre d'eau sulfureuse 3 heures après le nitrate
d'argent.

Sous l'empire de ce traitement, la maladie fut bientôt enrayée ;
après 3 mois, le malade était guéri. J'examinai alors le sang
au microscope, il avait perdu sa teinte grise, les globules rouges étaient à l'état normal, ainsi que les globules blancs.

Le traitement avait ramené le sang aux conditions voulues
pour l'entretien des batteries électro-voltaïques de l'organisme,
et le principe vital avait repris son empire.

XXII

Chlorose. — Lymphisme. — Scrofulisme. — Débili-
tés. — Leucocythémie.

Beaucoup de médecins confondent la chlorose avec la leucocythémie, ce qui explique les nombreux insuccès qu'on éprouve
par les traitements ferrugineux.

La leucocythémie est une altération provenant d'une
augmentation considérable des globules blancs dans le sang
(leucocythémie splénique), ou des leucocytes (leucocytémie lymphatique) ; tandis que la chlorose est une diminution des globules rouges du sang.

On voit de quelle importance est cette distinction, au point
de vue du traitement.

Dans ces diverses affections, les eaux sulfureuses sont excellentes comme traitement adjuvant ; et comme il y a à Luchon
des sources ferrugineuses, on peut en obtenir de grands avan-
tages pour les cas de chlorose. Je ne puis, toutefois, recomman-
der les eaux ferrugineuses de l'établissement : elles ne se
trouvent pas entièrement à l'abri de l'hydrogène sulfuré, dont

l'air des galeries est chargé, et qui les altèrent très promptement. Il faut donc avoir recours, soit à la source de **Castel-Viel**, ou à la source de la route de Salles; ces sources sont à moins de 3 kilomètres de Luchon; il est peu de malades qui ne puissent y aller.

Les eaux de Luchon, par leurs propriétés électriques, conviennent comme traitement adjuvant dans les cachexies, les épuisements, la chlorose et tout le cortége de symptômes qu'elle traîne après elle, les cachexies paludéennes, etc., etc.

Elles agissent bien dans le lymphisme et la scrofule; elles aident à la fonte des glandes, à la cicatrisation des ulcères; elles arrêtent le progrès des luxations spontanées de la tête du fémur; elles conviennent dans le rachitisme, le ramollissement des os, etc., etc.

Elles conviennent aussi comme traitement adjuvant dans la leucocythémie.

TROISIÈME OBSERVATION DE GUÉRISON.

Cas de leucocythémie.

Mademoiselle Hélène D*** était pâle, faible, anémique, souffrant toujours quelque part; tantôt c'était à l'estomac, tantôt dans la poitrine; parfois elle avait une petite toux sèche; la toux était-elle guérie qu'elle se plaignait de douleurs dans l'abdomen ou dans la région du foie. Les règles étaient douloureuses et difficiles, le sang menstruel était peu coloré; appétit capricieux, variable; pouls faible.

Les sommités médicales qui ont été consultées, donnent de longues dissertations qui se résument en deux mots : *Chlorose confirmée.* On bourra, c'est le mot, la malade de fer, qui, loin d'améliorer son état, l'aggravait toujours (pilules Vallet, pilules de Blaud, fer réduit par l'hydrogène; eaux de Spa, de Pyr-

mont, etc.). On se figurait bien à tort qu'en changeant la for-
mule de la préparation ferrugineuse, on arriverait à la guérison.

On me présenta cette malade, et je soumis son sang à l'examen microscopique; et loin d'y reconnaître la chlorose, je cons-
tatai la leucocythémie. Je fis cesser immédiatement l'usage du
fer.

Je soumis la malade à un traitement par les eaux sulfureuses
(boissons et douches), concurremment avec un traitement électro-galvanique et des purgatifs répétés; je prescrivis, en outre,
les gouttes américaines du Dr Thompson à l'extrait d'*Asclepias
gigantea* ioduré ; régime tonique, vin de Bordeaux vieux coupé
d'eau. — Guérison complète et radicale en 3 mois.

QUATRIÈME OBSERVATION DE GUÉRISON.

Cas de scrofule, avec fistules, etc.

M. Charles L..., âgé de 27 ans, tempérament lymphatique
arrivant à la scrofule, avait trois ulcères fistuleux à la cuisse
droite. Il était allé pendant plusieurs années aux eaux sulfureuses, et avait suivi une foule de traitements sans pouvoir
obtenir la guérison.

Je lui prescrivis de nouveau les eaux sulfureuses en bains,
douches et boissons, concurremment avec le traitement
Thompson, dont j'ai parlé longuement dans mon *Formulaire
médical des familles.*

Application des pommades Thompson. Injections d'eau sulfureuse dans les trajets fistuleux ; régime tonique sans être
excitant. Sous l'empire de ce traitement mixte, cette maladie
si rebelle fut complètement et assez promptement guérie.

XXIII

Phthisie pulmonaire.

Ce qu'il y a de fatal dans la Phthisie pulmonaire, c'est la reproduction continuelle et incessante de nouveaux tubercules, au fur et à mesure que les anciens se ramollissent et sont expectorés. On ne peut donc guérir cette maladie qu'en parvenant à débarrasser le sang et les fluides de l'organisme, de cette matière qui s'exsude et vient se déposer sur le parenchyme pulmonaire.

Pour arriver à ce but, il faut changer chimiquement les conditions diathésiques du malade ; les eaux sulfureuses, prises avec une prudence et une modération extrême, concurremment avec une médication combinée, peuvent rendre les plus grands services pour cette affection. La source de Bonnes et celle de la Raillère, à Cauterets, jouissent d'une grande réputation pour les maladies des organes de la respiration.

Cette réputation vient-elle de ce qu'on obtient là des effets qu'on ne pourrait obtenir ailleurs et surtout à Luchon ? Je ne le pense pas ; car il y a à Luchon une source qui se rapproche beaucoup, au point de vue de la sulfuration et de son électricité, des sources de Bonnes et de la Raillère.

La source de Bonnes contient fort peu de principes sulfureux (0 gr. 0,16 de sulfure de sodium par litre). Aussi James s'exprime-t-il ainsi sur la puissance curative de cette source : « Comment expliquer cette spécificité d'action des Eaux-» Bonnes ? Est-ce seulement à la minime proportion de soufre » qu'elles contiennent qu'il faut l'attribuer ? Il y a certainement » là quelque agent qui nous échappe ; sans cela, on ne saurait » comprendre que certaines sources des Pyrénées, quoique » beaucoup plus sulfureuses, produisent cependant des effets

» bien moindres sur l'appareil pulmonaire. Les Eaux-Bonnes
» sont, à mon sens, un des exemples les plus frappants de
» l'impuissance de la chimie à expliquer l'action thérapeutique
» des eaux. »

Nous croyons avoir donné assez d'explications à cet égard
pour n'avoir pas besoin d'y revenir.

Le principe sulfureux n'a d'ailleurs pas besoin d'être absorbé
en très grande quantité par les personnes atteintes de maladies des organes de la respiration. C'est le principe électro-
dynamique de ces eaux qui agit principalement sur l'économie;
et la preuve, c'est que les Eaux-Bonnes, ainsi que le dit *Bordeu* :
« *ne peuvent pas changer de patrie ; quand cela leur arrive,*
» *elles changent de caractère.* »

James dit encore des Eaux-Bonnes : « Elles exigent la plus
» grande circonspection dans leur dosage ; les limites extrêmes
» sont de deux-cuillerées à bouche à trois verres, dont deux
» dans la matinée et un avant le dîner. Il survient habituelle-
» ment dans les premiers jours de la cure, de l'agitation, de
» l'insomnie, une sorte d'exaltation de tout le système nerveux,
» comme par les effets du café ; la force musculaire semble
» accrue ; le pouls est plein, le visage coloré, etc.... »

On conçoit, d'après ces effets, que si les eaux peu sulfureuses,
mais douées d'une grande puissance électro-dynamique, conviennent dans les laryngites, les pharyngites, les bronchites
essentiellement chroniques, elles peuvent, dans la phthisie
pulmonaire à marche aiguë ou sub-aiguë, accroître l'état
phlegmasique et précipiter la terminaison fatale.

Mais dans la phthisie pulmonaire à marche lente, atonique
ou scrofuleuse qui se manifeste chez les enfants, les jeunes
filles à tempérament strumeux, au sang appauvri, les eaux
sulfureuses conviennent ; on peut tirer partie des eaux de
Luchon, aussi bien que des Eaux-Bonnes, avec de la prudence

et en se rendant bien compte de leur mode d'action. C'est une question de dosage et d'application raisonnée.

CINQUIÈME OBSERVATION DE GUÉRISON.

Cas de phthisie pulmonaire.

Mlle Elisa R***, âgée de 18 ans, d'un tempérament lymphatique exagéré, avait eu des croûtes de lait dans sa première enfance, ensuite un écoulement de l'oreille gauche, etc., etc.

A 16 ans, la menstruation se déclara, mais très faiblement, et le sang était peu coloré; six mois plus tard, la jeune fille avait tous les soirs la pommette des joues rouge, une petite toux sèche, amaigrissement, appétit faible, bizarre; elle ne désirait manger que de la salade. On lui prescrivit les Eaux-Bonnes; elle fit le voyage, et il y eut recrudescence de la maladie; toux intense, fièvre, insomnie, alternatives de constipation ou de dévoiement avec coliques. La malade revint en Italie plus mal que jamais; ce fut un an après qu'on me la présenta; au stéthoscope, on constatait des craquements secs, mais pas encore de craquements humides. J'examinai son sang au microscope: appauvrissement des globules rouges, accroissement des globules blancs, le tout nageant dans une trop grande quantité de liquide. Je prescrivis de nouveau les eaux sulfureuses d'une source très faible en principes soufrés, une cuillerée matin et soir dans une tasse de lait d'ânesse. On conduisait l'ânesse à la source. Je prescrivis comme boisson de l'eau ozonisée; des aspirations d'éther iodhydrique à l'aide du respirateur Warner; œufs crus, viande crue, lavements de bouillon. Sous l'empire de ce traitement qui fut parfaitement toléré, il y eut une amélioration notable. Je portai la dose d'eau soufrée à 4 cuillerées par jour. Je prescrivis les gouttes américaines de Thompson à l'extrait d'*Asclépias gigantea* ferrugineux. Je pratiquai des frictions électro-galvanique (courant d'induction de 2ᵐᵉ ordre) sur l'épine dorsale ; sous l'influence de ces frictions, le dos qui était voûté se redressa, la poitrine se développa, la malade guérit en 6 mois; aujourd'hui elle est mariée et en parfaite santé.

SIXIÈME OBSERVATION DE GUÉRISON.

Autre cas de phthisie pulmonaire.

Mlle Marie P***, âgée de 22 ans, née dans la Suisse, après avoir été deux années de suite aux Eaux-Bonnes, fut amenée à Naples sur le conseil de son médecin.

Cette jeune fille était d'une pâleur et d'une maigreur extrême, les yeux fendus en amandes, avec cils très longs ; les dernières phalanges des doigts étaient olivaires, les gencives avaient le liséré rose caractéristique ; toux fréquente et suivie d'une expectoration le plus souvent écumeuse et parfois verdâtre, purulente; appétit nul, transpiration à la tête et au buste, abattement complet.

Le diagnostic n'était pas douteux; à l'examen stéthoscopique, on entendait des craquements humides, etc., etc. Phthisie au 2ᵐᵉ degré.

Je soumis la malade à un traitement par les eaux sulfureuses en boisson, à très faible dose; je lui prescrivis la source la plus pauvre en sulfure de sodium. Je joignis à ce traitement des aspirations médicamenteuses, mais non sulfureuses, et de l'eau ozonisée; un régime reconstituant sans être excitant et gradué selon les facultés digestives de la malade. En 6 mois la malade guérit complètement. Je revis, deux années plus tard, cette jeune fille, qu'on m'avait amenée mourante ; elle se trouvait alors avec plusieurs autres jeunes dames bien portantes, et elle était la plus robuste de toutes.

XXIV

Maladies vénériennes non infectantes, traitées par le mercure. — Syphilides.

Il est acquis à la science que le *chancre mou* (chancroïde, chancrelle), est un mal local qui n'infecte pas l'organisme et qui ne réclame ni mercure ni iodure de potasse pour sa guérison ; il y a cependant beaucoup de médecins qui traitent encore les chancres mous comme les chancres indurés, par le Deuto-Chlorure et le Proto-Iodure de mercure, qui prescrivent le même traitement pour les chancres phagédéniques, et qui plus est, pour la gonorrhée ; il s'ensuit que les malades qui subissent ces médications, ne tardent pas à en ressentir les funestes effets. — Intoxication mercurielle, salivation, appauvrissement du sang par suite de pénétration chimique de quantités infinitésimales de chlorure dans le torrent circulatoire. Le mal local étant guéri, le malade se trouve sous le coup d'une convalescence pénible et qui ne pourra disparaître que sous l'influence d'un traitement qui viendra rétablir le sang et les liquides de l'organisme à leur état normal, et en chasser le mercure qui se sera emmagasiné dans les tissus.

Dans ces cas, la meilleure médication est assurément celle par les eaux sulfureuses, même les plus excitantes, en bains, bains de piscine, douches, à une température élevée, et en boissons ; ajoutez à ce traitement des décoctions chaudes de quinquina, de salsepareille, etc., additionnées de chlorhydrate d'ammoniaque, un régime tonique réparateur, et les malades ne tarderont pas à reconquérir une santé florissante.

Mais quand on a donné les sels de mercure, ou de mercure et d'iode, à des doses assez élevées et longtemps continuées, pour un chancre induré, il peut arriver aussi que le malade se trouve frappé d'intoxication mercurielle, d'anémie profonde, et de quelques-uns des symptômes désastreux que cet état morbide traîne à sa suite, tout en étant encore sous l'influence du virus vénérien.

Dans ce cas, toute médication dirigée contre les symptômes syphilitiques échoue ou aggrave la situation du malade; il faut avant tout combattre l'état anémique, la cachexie mercurielle, et pour cela la médication sulfureuse arrive en première ligne. Sous son influence et un régime tonique, le malade est bientôt en état de reprendre son traitement spécifique mercuriel et ioduré.

Nous ouvrons ici une parenthèse : Pourquoi l'organisme ayant été saturé, bourré, infecté de mercure et d'iode ou de leurs composés, l'élément syphilitique n'a-t-il pas été annulé complètement? Est-ce parce que le mercure et l'iode ne sont pas les vrais spécifiques du virus syphilitique? Assurément non, tous les syphiligraphes en ont reconnu la spécificité; et cependant, c'est en vain que j'ai recherché dans leurs ouvrages la solution positive de la question que je pose ici : je n'y trouve que des explications peu concluantes.

Je crois donc pouvoir donner à la question ci-dessus posée, une réponse plus satisfaisante que celles données jusqu'ici.

Lorsque le mercure, soit à l'état de Proto-Chlorure, soit à celui de Proto-Iodure, est administré à un syphilitique, il l'est presque toujours à des doses trop fortes; les Proto-Chlorure ou Proto-Iodure n'arrivent dans le sang que lorsqu'ils sont passés par ce laboratoire organico-chimique qu'on appelle l'estomac, où tout marche d'après les lois voltaïques, sous l'influence de la respiration et de la nutrition, ces deux cordons ombilicaux qui attachent l'homme au globe terrestre.

Eh bien, dans ce laboratoire, les Proto-Chlorure et Proto-Iodure cèdent au sang des doses infinitésimales de sublimé. Tant que ces atômes de sublimé traversent le torrent circulatoire, ils agissent spécifiquement contre le virus syphilitique. Mais la trop forte dose, tout en enlevant au sang sa plasticité, va s'emmagasiner dans les tissus et jusques dans les os ; de sorte que dans un laps de temps plus ou moins long, il survient chez le malade un état aménique, non-seulement par suite de l'influence de la maladie vénérienne elle-même, mais encore par l'intoxication mercurielle dont la salivation et la perte des dents sont les résultats les moins désastreux.

Dans cet état, il est impossible de continuer le traitement hydrargirique. Le sang n'étant plus à l'état normal, ne revivifie plus les batteries voltaïques de l'organisme, qui alors ne peut plus réagir contre les deux poisons qui l'ont envahi, virus et mercure.

Mais redonnez au sang, par une alimentation appropriée, une partie de sa plasticité normale, provoquez des transpirations qui faciliteront l'élimination du mercure et ramèneront vers la peau le virus qui a d'ailleurs, par sa nature, une tendance à s'y porter ; soumettez le malade à la médication sulfureuse (les eaux de Luchon sont excellentes dans ce cas), et vous verrez bientôt le principe vital reprendre son empire, et le malade pourra, après quelque temps, recommencer un traitement mercuriel avec d'autant plus de succès qu'il suivra simultanément les deux traitements, mercuriels et sulfureux.

Le mercure n'agit sur le virus syphilitique qu'au moment où, transformé en chlorure, il est transporté dans les liquides de l'organisme ; mais lorsqu'il est emmagasiné dans les tissus et dans les os, il ne subit plus de décomposition chimique utile : il nuit sans profit.

Accidents secondaires et tertiaires de la syphilis.

M. A. de C., âgé de 28 ans, avait eu un chancre induré traité d'abord par le mercure qui provoqua très promptement la salivation. Le malade effrayé de cette manifestation hydrargirique, ayant entendu dire que Raspail était l'ennemi du mercure, acheta son *Manuel*. Bientôt il congédia son médecin et se traita à sa manière, c'est-à-dire, d'après la méthode Raspail.

Il se gorgea de camphre , en sema dans son lit, et en infecta ses appartements.

Bientôt le virus vénérien continuant ses ravages, l'excès de camphre produisant les siens, le malade vit apparaître une foule de symptômes des plus désastreux : éruptions, pustules, plaies sous les bras, exostoses avec douleurs ostéoscopes, suppurations profondes aux jambes et aux bras; enfin , paralysie du bras droit, anémie, prostration, perte d'appétit, etc., etc. Le malade était devenu hébété , presque idiot. Tout son corps exhalait une odeur infecte, malgré la pommade camphrée dont il était tout couvert.

Pendant cette période d'accroissement funeste de la maladie, le patient avait appelé près de lui un médecin ne traitant que d'après la méthode Raspail, et ce monsieur avait convaincu son malade et sa famille qu'il mourrait par suite des effets désastreux et vénéneux du mercure qu'il avait pris au début de la maladie.

On me fit appeler. Je visitai le malade hors la présence de son médecin. Je reconnus, sans de grands efforts d'imagination, que le mercure n'était pour rien dans tous ces désastres; les symptômes et les manifestations morbides étaient des accidents secondaires et tertiaires de la syphilis , réunis aux effets déplorables du camphre pris à haute dose pendant des mois et respiré nuit et jour.

Je cherchai d'abord à faire comprendre à la famille la cause véritable de la maladie ; mais voyant que je ne parviendrais pas à la convaincre, j'imposai comme condition de mon concours, le transport du malade à une station thermale près de Naples. De ce voyage je tirais un double avantage pour mon malade : le premier, l'éloignement de son médecin Raspailliste ; le deuxième, celui d'avoir sous la main un des éléments indispensables à sa guérison, les eaux sulfureuses, et ensuite de pouvoir à mon gré diriger la médication. Arrivé à Naples, je donnai d'emblée à mon malade une dose très minime de deuto-chlo- rure de mercure le matin ; avant chaque repas, une cuillerée à café de sirop de proto-iodure de fer et de quinquina. Panse- ment des ulcérations avec la pommade de Thompson. Com- presses sur le front d'une eau légèrement stimulante et conte- nant de faibles doses d'iodure d'ammonium. Le soir en se couchant, 4 heures au moins après tout autre médicament, une tasse de lait coupée avec moitié d'eau sulfureuse.

Dès le 2me jour de ce traitement, une amélioration très mani- feste se déclara. La puanteur du corps et des ulcérations disparut. A partir de cette époque, le malade alla de mieux en mieux.

Bientôt il fut en état de prendre des bains sulfureux, puis des douches. Bref, en quatre mois il fut guéri complètement ; les ulcérations étaient cicatrisées ; il ne restait plus trace d'in- duration, la paralysie du bras avait disparu sous l'influence des douches sulfureuses et de quelques séances électro-galvani- ques. L'intelligence était revenue comme primitivement.

En présence d'une amélioration allant chaque jour croissant et marchant vers la guérison radicale, le malade n'avait pas tardé à comprendre l'absurdité du traitement Raspail et de son camphre comme panacée universelle.

L'efficacité des eaux de Luchon pour combattre les effets du mercure, et assister favorablement les traitements hydrargiriques, comme aussi pour revivifier le sang appauvri par cette double cause d'anémie, virus et mercure, est aujourd'hui trop généralement reconnue pour que j'insiste par de nouvelles observations de guérison. Les chimistes savent, d'ailleurs, comment les sulfureux agissent dans l'organisme en présence du mercure qui s'y trouve, pour ramener le sang à des conditions plus favorables à l'entretien régulier des batteries voltaïques qui président au maintien de la vie.

XXV

Maladies des yeux.

Ce n'est pas sans intention que je donne un titre aussi général à cet article, ce que j'ai à dire ayant rapport à beaucoup de maladies des yeux : conjonctivites inflammatoires, catarrhales, séro ou muco-purulentes, couenneuses, aphtheuses; sclérotites, kératites, postérieures, antérieures ou interstitielles; iritis, choroïdites, rétinites, amauroses, cataractes, etc., etc.

Il m'est passé sous les yeux, depuis 25 ans, des milliers de prescriptions formulées par les premiers oculistes de France et de l'étranger, et j'ai dû reconnaître que si la plupart sont des opérateurs habiles, par contre, leur thérapeutique est bien pauvre; enlevez-leur les moyens locaux qui consistent, pour la plupart, dans des collyres au nitrate d'argent, sulfate de zinc et sulfate de cuivre, quelques pommades mercurielles et belladonées, que leur restera-t-il ? Quant à leurs médications internes, elles sont si peu étudiées, que c'est à faire douter de la science; il est vrai qu'il y a beaucoup de ces messieurs qui gagnent quelques cinquante mille francs par an à faire des opérations de cataracte, opération qui ne demande pour tout savoir, que de l'habitude et un peu de légèreté du poignet; qu'ont-ils besoin de scruter les mystères de la science, de se fatiguer par des études sévères, lorsque le Pactole peut si facilement couler à leurs pieds? Beaucoup diront qu'ils font bien; que ceux-là seuls sont les sages, qui font de leur art un métier, sans s'inquiéter du reste. Quant aux travailleurs, aux chercheurs, ce ne sont que des fous!

Va pour les fous! je m'honore de ce titre donné par de tels savants; cherchons toutefois à jeter quelque lumière, ne fût-ce qu'une étincelle, sur la thérapeutique des maladies des yeux.

L'oculiste, je le répète, se rappelle trop souvent qu'il est opérateur, et oublie trop facilement qu'il doit être médecin avant tout! Il n'y a pas jusqu'à la plus légère maladie des yeux qui ne se rattache, soit au milieu ambiant, soit au tempérament de l'individu, soit à une diathèse se rattachant toujours à des questions sur les *infiniments petits moléculaires*, et convergeant toutes vers le grand acte chimique qui s'accomplit dans l'organisme.

C'est le milieu ambiant qui crée ce qu'on appelle les constitutions médicales ainsi que ces états divers de l'atmosphère, trop peu étudiés et trop peu appréciés surtout, et qui développent si souvent des maladies épidémiques d'une désastreuse influence; ce milieu ambiant a aussi une grande influence sur les maladies des yeux. Les miasmes paludéens, par exemple, n'agissent pas seulement sur le système nerveux, le foie et la rate, et par suite, par refoulement sur la position du cœur; ils peuvent aussi altérer le globe oculaire, produire des ophthalmies et autres manifestations morbides. De grandes chaleurs qui précèdent des nuits froides, produisent des ophthalmies catarrhales, etc., etc.

Au tempérament de l'individu se rattachent les ophthalmies

qu'on appelle spécifiques. L'invention de l'ophthalmoscopie objective et subjective, a assurément fait faire un progrès à la science et permet un diagnostic plus éclairé ; mais cela est loin de suffire à celui qui est plus désireux de guérir que de discuter ; celui-là aspire à un progrès plus sérieux, à un progrès thérapeutique, et à une nouvelle nosographie, qui remplace le vieux solidisme et le vieil humoriste du passé, par une conception plus élevée et plus vraie ! Il viendra un jour, du moins je l'espère, où nos instruments seront assez parfaits, et nos investigations scientifiques assez habiles pour pouvoir distinguer par l'examen de l'œil, sans recourir à l'examen du sang, l'amaurose saturnine de l'amaurose mercurielle ; l'iritis chlorotique de l'iritis syphilitique ; une kératite scrofuleuse d'une kératite simple. Jusqu'à présent les oculistes ont rattaché les ophthalmies spécifiques aux faits antérieurs, sans donner toutefois à ces faits toute l'importance qu'ils comportent ; car il y a peu d'ophthalmies graves susceptibles de guérir complètement, sans traiter d'une manière spéciale et radicale la cause générale de la maladie. On ne doit jamais séparer cette cause de la cause locale, sans quoi vous verrez certaines ophthalmies se perpétuer, récidiver, des granulations résister à toutes les cautérisations et aux traitements locaux longtemps continués.

Que se passe-t-il donc dans l'œil sous l'influence de la maladie et des agents thérapeutiques employés pour les guérir.

Quand un organe devient malade, sa vie se modifie en même temps que les forces qui la constituent ; cet organe passe par une série de symptômes qui sont dérivés de la fonction normale.

Il ne faut pas confondre les fonctions dérivées, c'est-à-dire pathologiques, avec les fonctions dérivées physiologiques.

Quand on a étudié les phénomènes de la circulation capillaire et de l'endosmose qui jouent un rôle si important dans les

batteries voltaïques de l'organisme, on remarque que ces phénomènes sont d'ordre moléculaire, on pourrait dire atomiques,
et l'on est tout naturellement porté à penser que le médicament
doit être avant tout infiniment divisé pour arriver à l'organe
malade et le ramener de son état dérivé ou maladif à son état
normal, en le faisant passer par une série de modifications qui
amènent la guérison.

Un homme est atteint d'iritis : l'iris semble d'abord légèrement modifié dans sa couleur, il a perdu de sa mobilité; la
pupille est recouverte d'une brume légère, qui plus tard devient plus épaisse; c'est un trouble local de l'humeur aqueuse ;
l'organe oculaire est douloureux, la fonction visuelle est
amoindrie.

Regardé avec une loupe assez forte, on découvre dans la
petite brume, dont nous venons de parler, un va-et-vient, une
sorte de fermentation; parfois des atômes plus sombres sont
lancés par le foyer du mal vers la face postérieure de la cornée.
Comment imitera-t-on chimiquement ce qui a lieu dans cet œil?
Je fais passer dans une éprouvette de verre contenant de l'eau
un des fils de platine de mon appareil photo-voltaïque qui
est sensible à la lumière; je romps ce fil dont les deux bouts
plongent dans l'eau de mon éprouvette et dont les deux extré-
mités sont très rapprochées l'une de l'autre; l'effet photo-voltaïque continue à avoir lieu; mais si je mets dans l'eau de
l'éprouvette des parcelles de carbonate de chaux et si j'ajoute
des globules d'acide, il se produit aussitôt des nuages et une
brume semblable à celle de l'itiris, des globules de gaz s'attachent au fil, et je vois parfois des molécules lancées au dehors
du nuage principal. Mon appareil alors n'est plus aussi sensible à la lumière; si j'ajoute de l'eau, je réduis l'action de la
réaction chimique, et je la supprime en en ajoutant davantage;
alors mon appareil a repris sa sensibilité.

Un des phénomènes les plus graves de l'inflammation de l'organe oculaire, phénomène qui explique la difficulté de guérison des maladies chroniques, et l'étude spéciale qu'on doit en faire, c'est le développement des vaisseaux pathologiques, se dressant et s'avançant par une sorte de mouvement qui leur est propre et qui part du bord pupillaire pour aller ramper à la surface de la capsule antérieure, ou de la conjonctive oculaire pour se glisser entre les lames de la cornée, et parfois sous l'épithélium, etc., etc. Les vaisseaux blancs ont également leur développement pathologique ; ce double phénomène que la maladie développe a une très grande importance, et doit rendre le médecin désireux de faire avorter promptement les inflammations.

Sans un traitement général, savamment combiné, on ne peut jamais faire de bonne médecine oculaire ; si je parle ainsi, c'est que je n'admets pas comme un traitement savant, la prescription banale de quelques sirops dits dépuratifs de salsepareille, ou de raifort, etc., etc., plus ou moins iodurés et administrés la plupart du temps à tout hasard, sans s'être rendu positivement compte si l'iode ne produira pas dans l'organisme des réactions chimiques plutôt nuisibles que favorables.

Sous l'influence de semblables traitements généraux, les conjonctivites donnent naissance à des affections de la cornée ; celles purulentes s'aggravent, un chémosis se produit, la cornée se ramollit, s'ulcère et se perfore. Les kératites superficielles, guéries pour un instant, reparaissent bientôt plus graves qu'au début ; les sclérotites reparaissent aussi, et si l'on emploie les évacuations sanguines, on amène un état chlorotique désastreux au point de vue de la santé générale. Les inflammations du corps ciliaire se perpétuent et ne guérissent plus. Les irilis passent d'ordinaire à un état sub-aigü ; de fausses membranes viennent obstruer la pupille, souvent s'attachent à la capsule, annulent sa faculté d'endosmose, et parfois amènent la cataracte comme complication. Les chroroïdites font de même, elles produisent de fausses membranes qui altèrent les bâtonnets de la rétine, etc., etc.

Le médecin oculiste devrait donc étudier avec le même soin que les autres médecins, les traitements généraux qui s'adressent aux diverses diathèses et aux divers tempéraments; il devrait négliger autant que possible les déplétifs antiphlogistiques qui entraînent après eux de longues convalescences, tels que la saignée, les sangsues, les ventouses scarifiées, les saignées oculaires, et les remplacer le plus souvent par les antiphlogistiques par réaction chimique sur le mal local, sur le sang de l'œil, par les anesthésiques, les modificateurs généraux du sang et les révulsifs.

Si vous abusez des déplétions sanguines, vous amoindrirez, j'en conviens, très promptement de violentes inflammations; mais elles seront trop souvent remplacées par une irritation sub-aiguë qui amènera à la longue la désorganisation d'un ou de plusieurs organes de l'œil.

Revenant à notre sujet, nous disons que dans les maladies du globe oculaire passées à l'état chronique, les eaux sulfureuses sont excellentes, à peu près dans le même sens qu'elles sont si utiles pour la continuation des traitements anti-syphilitiques.

Elles seront favorables chez tous les sujets à pauvre constitution, chez ceux affaiblis par les saignées, par des traitements antiphlogistiques trop prolongés, ou devenus anémiques par suite de la maladie, et souvent de l'état de paupérisme dans lequel ils ont été obligés de vivre.

HUITIÈME OBSERVATION DE GUÉRISON.

Ulcère de la cornée.

Madame B.., âgée de 27 ans, vint, en 1866, me consulter pour un ulcère de la cornée. Ses bords étaient taillés à pic; des

vaisseaux pathologiques, que des oculistes avaient improprement
appelés variqueux, s'étaient développés et s'étaient montrés
intra-lamellaires dans la cornée et sur les bords de l'ulcère. La
conjonctive était très rouge, épaissie et fortement inflammatoire;
les médecins les plus renommés avaient soigné cette malade, tant
à Paris qu'à Berlin. Saignées, sangsues, ventouses, etc., etc.
Chaque émission sanguine était suivie d'un mieux; mais le
lendemain, le mal empirait. On mit des sangsues aux tempes, la maladie devint plus grave : elles provoquèrent une
congestion oculaire. (Ouvrons ici une parenthèse pour dire
que les sangsues appliquées aux tempes rendent souvent
aveugle par congestion, et surtout quand, par hasard, elles
piquent des filets nerveux de la cinquième paire. On doit les
appliquer derrière les oreilles.) Plus tard on passa un séton
au cou de madame B..., qui n'en éprouva aucune amélioration.
Je ne parlerai pas des frictions mercurielles et belladonnées
dont on satura le front et les paupières de la malade pendant
des mois. Enfin, à force de soustractions sanguines aidées d'une
diète beaucoup trop sévère, la malade, épuisée, à bout de forces,
devint complètement anémique, et alors les médecins la décla-
rèrent incurable. Ce fut à cette époque qu'un malade, que j'avais
antérieurement guéri, me l'adressa, en me la recommandant
d'une manière toute particulière. Bien que la conjonctive
fût très rouge, les vaisseaux pathologiques très engorgés, l'aspect
de l'ulcère de la cornée ne me faisait pas craindre une perfo-
ration prochaine. J'abandonnai l'œil à lui-même pendant quelques jours, je me bornai à appliquer sur la paupière des
compresses d'eau froide salée et légèrement vinaigrée.

Je soumis ma malade au régime de la viande crue, du
consommé, des cotelettes de mouton, du vin vieux de Bordeaux
coupé d'eau. Un demi verre matin et soir d'eau sulfureuse.
Exercice, bains de mer le soir après le coucher du soleil.

Sous l'influence de ce régime hygiénique, l'anémie disparut en partie. Je commençai alors à toucher l'ulcère de la cornée avec une pommade d'azotate d'argent. J'ai renoncé depuis longtemps au vieil usage des cautérisations avec la pierre infernale ; elles sont en général très douloureuses et produisent parfois des perforations irréparables et trop souvent des cicatrices indélébiles.

Le nitrate d'argent est un bon moyen à employer dans les ulcères perforants ; mais il ne faut pas l'employer plus d'une fois par jour, et on doit y renoncer aussitôt que l'ulcère marche rapidement vers la cicatrisation. Je touche l'ulcère avec une petite quantité de pommade au bout d'un stylet, ou d'un peu de papier roulé, et je maintiens l'œil ouvert pendant quelques minutes.

Comment agit le nitrate d'argent pour opérer la guérison des ulcérations de la cornée? Souvent l'ulcère succède à des soulèvements de l'épithélium avec production d'un liquide pathologique ; l'azotate d'argent resserre les vaisseaux béants à la superficie, et produit une couche très légère de chlorure albumineux et de sel d'argent qui remplace l'épithélium et en accomplit la fonction ; cette couche légère suffit à la guérison. Quand on examine, à la loupe, comment agit la pommade au nitrate d'argent sur un ulcère de la cornée, on voit que le sel d'argent agit sur toute la surface dénudée, mais qu'il agit sur divers points à des degrés différents d'intensité. On aperçoit sur les points les plus malades une coloration plus blanche, qui annonce une cautérisation plus énergique qui se produit d'elle-même et semblait réclamée par le mal, une plus grande quantité de liquide séro-albumineux recouvrant les divers points plus profondément attaqués.

Revenons à notre malade; après avoir touché le matin l'ulcère de la cornée avec la pommade d'azotate d'argent, j'introduisais vers le milieu de la journée, entre les deux paupières, une assez forte quantité de pommade anti-ophthalmique de Thompson, de manière à ce que toute la muqueuse palpébrale et oculaire en fût recouverte. Sous l'influence de cette pommade, un larmoiement très fort se produit; il opère une sorte de purgation de l'œil; cette pommade modifie, en outre, par réaction chimique et d'une manière remarquable, les vaisseaux pathologiques et l'état inflammatoire.

Je continuai la nuit les compresses souvent répétées d'eau salée légèrement vinaigrée. J'augmentai peu à peu la dose de boisson d'eau sulfureuse. Sous l'empire de cette médication et des bains de mer, madame B... eut de la constipation; j'entretins la liberté du ventre par de légers laxatifs.

Enfin, ces moyens, bien simples d'ailleurs, dirigés avec persévérance et prudence, suffirent pour guérir madame B... en trois mois, sans retour de son mal depuis quatre ans.

La médication sulfureuse n'est entrée dans le traitement, comme on le voit, que pour une part, mais je ne l'en ai pas moins considérée comme fort utile.

J'ai guéri à Toulouse un très grand nombre de malades atteints d'affections semblables, abandonnés depuis des années et considérés comme incurables; entr'autres Mlle Bonafous, la jeune Mélanie Cavailler, Félicie Louman, etc., et j'ai dû remplacer, autant que faire se peut, les eaux sulfureuses par des compositions pharmaceutiques ayant les mêmes propriétés chimiques; je les administrais immédiatement avant le repas, de manière à mêler le médicament au chyle et, par suite, aux éléments restaurateurs et réparateurs des batteries voltaïques qui concourent si puissamment au rétablissement de la santé et au maintien de la vie.

CONCLUSION.

Nous ne pousserons pas plus loin ces études sommaires ; ce que nous avons dit suffira pour faire comprendre, du moins nous l'espérons, le parti qu'on peut tirer de l'usage des eaux de Luchon pour un très grand nombre de maladies, surtout lorsqu'on ne prendra pas ces eaux comme traitement unique et absolu.

Je sais que j'aurais dû, peut-être, faire suivre ces études d'un guide des malades, contenant diverses indications sur le régime à suivre, les précautions à prendre, etc. ; mais M. Gimet a publié un charmant volume, ayant pour titre : *Luchon en poche, Guide du Touriste et du Baigneur*, et l'on y trouvera à cet égard les renseignements les plus utiles et les mieux circonstanciés.

Tous les hommes de l'art qui vont à Luchon pendant la saison, s'y rendent avec le désir de prêter l'appui de leurs lumières au développement de la science et au soulagement des malades qui s'y rendent ; j'ai voulu, en y venant pour la première fois, apporter ma part de travail, quelque modeste qu'elle soit, à l'édifice construit par mes devanciers, et qui forme une des plus grandes gloires de l'histoire hydrologique de France.

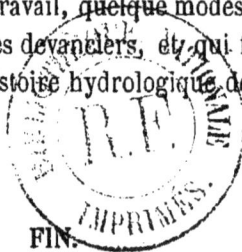

FIN.

TABLE DES MATIÈRES.

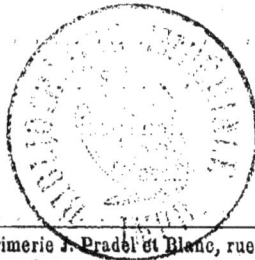

Toulouse, imprimerie J. Pradel et Blanc, rue des Gestes, 6.

www.ingramcontent.com/pod-product-compliance
Lightning Source LLC
Chambersburg PA
CBHW071255200326
41521CB00009B/1774